DE L'INTERVENTION CHIRURGICALE

DANS

LES KYSTES HYDATIQUES

DE L'ABDOMEN

PAR

Joseph-Noël CASANOVA

DOCTEUR EN MÉDECINE

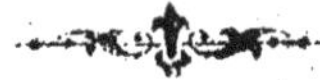

MONTPELLIER

IMPRIMERIE GUSTAVE FIRMIN ET MONTANE

Rue Ferdinand-Fabre et quai du Verdanson

1901

DE L'INTERVENTION CHIRURGICALE

DANS

LES KYSTES HYDATIQUES

DE L'ABDOMEN

PAR

Joseph-Noël CASANOVA

DOCTEUR EN MÉDECINE

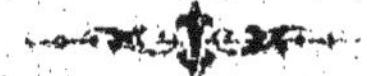

MONTPELLIER

IMPRIMERIE GUSTAVE FIRMIN ET MONTANE

Rue Ferdinand-Fabre et quai du Verdanson

1901

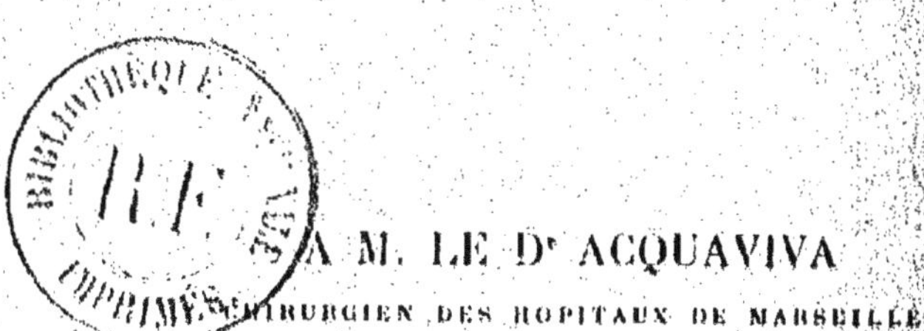

A M. LE Dr ACQUAVIVA

CHIRURGIEN DES HOPITAUX DE MARSEILLE

A M. LE Dr BARTOLI

CHEF DE CLINIQUE CHIRURGICALE A L'HOTEL-DIEU DE MARSEILLE

J.-N. CASANOVA.

A MON PRÉSIDENT DE THÈSE

J.-N. CASANOVA.

A LA MÉMOIRE DE MA MÈRE

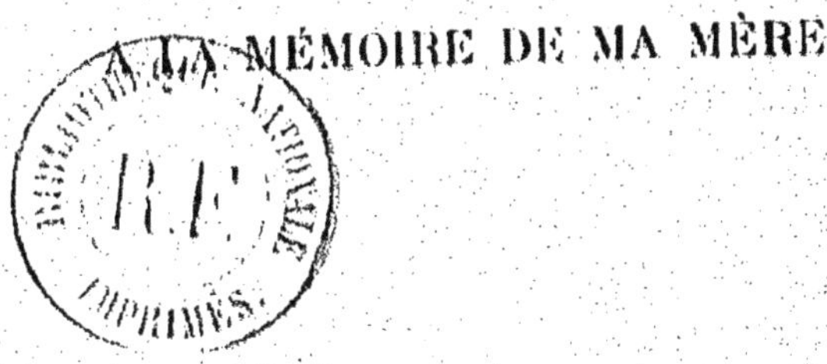

A LA MÉMOIRE DE MON FRÈRE

A MON PÈRE

J.-N. CASANOVA.

A MES FRÈRES

A MA SOEUR

A MON BEAU-FRÈRE

A MES NEVEUX

A MES AMIS

J.-N. CASANOVA.

INTRODUCTION

Les quelques cas de kystes hydatiques de l'abdomen que nous avons vu traiter à l'Hôtel-Dieu de Marseille, dans les différents services de chirurgie, nous ont engagé à choisir ce sujet, dont le traitement est à l'ordre du jour, pour en faire l'objet de notre thèse inaugurale.

Dans notre étude, nous nous occuperons exclusivement du traitement chirurgical des kystes hydatiques nés dans un organe abdominal, mais non développés dans la cavité thoracique ou vers la région lombaire. Nous croyons toujours le traitement chirurgical devoir être préféré au traitement médical, ou du moins au traitement qu'emploient les médecins, c'est-à-dire la ponction avec ou sans injection parasiticide.

Bien que la ponction ait rendu de beaux services et qu'elle ait été défendue avec beaucoup de talent par le professeur Dieulafoy, nous estimons qu'elle doit céder le pas aux deux méthodes vraiment chirurgicales : nous voulons dire la marsupialisation et la suture sans drainage.

Loin de nous la pensée de songer à faire un parallèle entre la ponction et le traitement chirurgical; cela ne rentre pas dans le cadre de notre sujet. Cependant nous ne pouvons mieux faire que de nous joindre aux critiques que Delbet adresse en ces termes à la ponction :

« Rien n'est plus séduisant que ces petites interventions qui se présentent sous un aspect insignifiant. Quoi de plus insignifiant qu'une piqûre d'aiguille ! Les apparences sont trompeuses. C'est le sourire d'Amphitrite, c'est la séduction de ces fruits qui paraissent succulents et recèlent des poisons en leur chair.

» On se dit qu'une piqûre n'est pas dangereuse ; que, si elle ne guérit pas le malade, du moins elle ne l'expose à rien ; qu'on peut toujours essayer, et l'on essaie.

» C'est le système des demi-mesures, c'est le système des demi-paquets. Je le connais, ce raisonnement : c'est lui qui conduit le médecin à faire des mouchetures aux phlegmons au lieu de les inciser largement ».

Et plus loin : « Je sais très bien qu'en de certaines mains la ponction est moins grave que la laparotomie. Disons à ceux qui possèdent ces mains, disons-leur de se sonder les reins ; disons-leur de ne pas se lancer dans des entreprises qui sont au-dessus de leur habileté ; disons-leur que s'ils sont isolés, ils peuvent recourir à tel ou tel artifice, mais ne leur disons pas qu'une méthode de nécessité est la méthode de choix ».

De l'intervention chirurgicale dans les kystes hydatiques de l'abdomen, voilà le sujet que nous aurons à traiter.

Nous le diviserons en trois parties :

Dans la *première partie*, nous traiterons de l'origine et de la technique des deux méthodes chirurgicales employées de nos jours.

Dans la *deuxième partie*, nous esquisserons une étude critique des deux modes de traitement avec leurs indications et contre-indications.

Dans la *troisième partie*, nous expliquerons quelle devra être la conduite du chirurgien qui aura à traiter de telles tumeurs. En un mot, nous exposerons nos conclusions résultant des observations personnelles et étrangères et des discussions scientifiques qui ont eu lieu dans ces dernières années.

Disons tout de suite que nous ne nous appesantirons pas sur deux opérations :

L'extirpation, qui ne peut s'appliquer qu'aux kystes possédant un pédicule et pour lesquels ce mode de traitement semble constituer l'opération idéale ;

Quant à l'énucléation, elle constitue même au sein de la masse hépatique, et à plus forte raison au voisinage de l'intestin, une opération délicate, dangereuse, à cause des hémorragies auxquelles elle peut donner lieu, et, bien qu'elle ait fourni de brillants succès entre les mains de Lawson-Tait, de Championnière, et tout récemment encore de Schwartz, elle ne constitue jamais en pratique, dit Vigneron, qu'une opération d'exception.

Avant d'aborder cette étude, nous tenons à exprimer nos sentiments de gratitude à nos maîtres de la Faculté de Montpellier.

M. le docteur Acquaviva, chirurgien des hôpitaux de Marseille, s'est toujours montré à notre égard d'une extrême bienveillance ; nous conservons de lui un bien affectueux souvenir.

M. le docteur Bartoli, chef de clinique chirurgicale à l'Hôtel-Dieu de Marseille, a bien voulu nous donner le sujet de notre thèse ; qu'il veuille bien accepter le témoignage de notre sincère reconnaissance.

Nous devons enfin adresser nos remerciements à MM.

Pieri et Riss, internes des hôpitaux de Marseille, qui ont bien voulu nous faciliter ce travail.

Que M. le professeur Tédenat, qui nous a fait le très grand honneur d'accepter la présidence de cette thèse, nous permette de lui en exprimer notre plus respectueuse reconnaissance.

DE L'INTERVENTION CHIRURGICALE

DANS

LES KYSTES HYDATIQUES

DE L'ABDOMEN

CHAPITRE PREMIER

Les méthodes vraiment chirurgicales qui se disputent la préséance pour le traitement des kystes hydatiques de l'abdomen sont au nombre de deux :

1° La marsupialisation, c'est-à-dire la fixation des parois kystiques à la paroi abdominale, après ouverture large de la poche, accompagnée ou non de résection partielle ;

2° La fermeture complète de la cavité kystique après en avoir vidé le contenu.

Dans la première méthode, le chirurgien a en vue le drainage de la cavité, en attendant que celle-ci se comble petit à petit.

Dans la seconde, on supprime le drainage et l'on enfouit dans l'abdomen la poche kystique, après en avoir suturé les lèvres.

I. — Marsupialisation.

HISTORIQUE. — De ces deux méthodes, la marsupialisation est la première en date.

A Récamier revient l'honneur d'avoir le premier, en 1825, pratiqué cette opération. Guidé par la pratique de Graves dans les abcès du foie, Récamier fit sur la paroi abdominale, au devant de la poche, des applications réitérées de caustiques, lesquels, mortifiant les parties molles de la périphérie au plan profond, provoquent des adhérences avec la paroi kystique.

La production d'adhérences à une époque où l'asepsie et l'antisepsie chirurgicales étaient complètement ignorées, était le seul moyen qui s'offrait au chirurgien pour oser s'attaquer à la cavité péritonéale.

Mais cette manière de faire était lente et douloureuse ; aussi Récamier propose-t-il lui-même de modifier son procédé, et d'inciser d'emblée au bistouri, jusqu'à la séreuse exclusivement, et d'appliquer alors la pâte caustique, afin de provoquer des adhérences. Dès que celles-ci étaient établies, dans un second temps, on incisait le kyste et l'on drainait la poche.

Cinq ans plus tard, Bégin appliqua le procédé de Récamier au procédé des caustiques et lui donna son nom.

Jobert de Lamballe emploie un gros trocart qui permet l'évacuation du liquide et des hydatides, tout en déterminant une zone de péritonite circonscrite tout autour de la ponction.

Simon, Küster, Verneuil, emploient le procédé de la

double ponction, qui consiste à enfoncer deux trocarts à trois centimètres l'un de l'autre. Au bout de quelques jours, les adhérences étant établies, on réunit par une incision au bistouri les deux orifices en sectionnant le pont intermédiaire.

Volkmann, en 1877, simplifie l'opération, en remplaçant la pâte de Vienne par un pansement antiseptique.

Sous le couvert de l'antisepsie, nous voyons reparaître en France, sous le nom de méthode de Volkmann, l'opération que Récamier avait déjà pratiquée depuis longtemps, mais qui avait cédé le pas à la ponction, à cause des désastres auxquels elle avait donné lieu, à une époque où l'antisepsie n'était pas en honneur parmi les chirurgiens. Avec l'antisepsie, le progrès s'accentue, et à l'incision en deux temps de Bégin et de Volkmann, succède l'incision en un temps de la paroi abdominale et du kyste.

Nous ne nous attarderons pas sur les origines de ce procédé, qui est aussi né en Allemagne, et qui consiste à appliquer aux kystes hydatiques de l'abdomen le traitement des tumeurs abdominales en général.

Imaginé en 1871 par Lindmann. qui s'inspira à ce sujet des travaux de Stromeyer-Little, sur les abcès du foie et décrit par Kirchr . en 1879, il fut modifié par Landau, en 1880. Lindmann, par une incision arrivait sur le kyste dont il suturait les parois du péritoine avant d'ouvrir la cavité ; tandis que Landau arrive d'un coup sur le kyste, l'incise largement au bistouri et en évacue le contenu sans se soucier des adhérences ou de la susceptibilité du péritoine.

Lawson-Tait adopte la méthode de Lindmann-Landau.

et le 24 mai 1881, devant la Société médico-chirurgicale de Londres, déclare qu'il est partisan résolu de ce procédé.

L'autorité du Maître anglais contribua puissamment à le faire adopter en Angleterre.

L'opération de Lindmann-Landau n'entra dans la pratique, en France, qu'en 1885, grâce aux travaux de Terrier, de Championnière, de Richelot, de Segond, de Boully, de Monod, qui vulgarisèrent son emploi.

Manuel opératoire. — Nous décrirons le procédé classique, celui dans lequel on ne marsupialise qu'à la fin de l'opération. Nous choisirons pour la facilité de la description un kyste antéro-inférieur non pédiculisé.

La laparotomie étant faite au niveau de la partie saillante de la tumeur, après avoir procédé à l'exploration, après s'être bien rendu compte de la forme du kyste, de ses rapports et de ses adhérences avec la masse intestinale, après avoir vérifié qu'il n'est pas pédiculisé, on ponctionne la tumeur avec un trocart de l'aspirateur Potain. Lorsque l'évacuation est faite en grande partie, la paroi kystique peut être attirée au dehors. Une pince saisissant cette paroi oblitère l'orifice de ponction au moment même où le trocart est retiré. Pendant ce temps, des compresses aseptiques protègent le péritoine. C'est alors que la poche, détendue, est doucement attirée au dehors. On place à chaque extrémité de la plaie un point de suture comprenant dans son anse la poche, qui se trouve dès lors immobilisée.

Le kyste est alors incisé parallèlement à l'ouverture cutanée, ses lèvres sont appliquées contre la plaie pariétale. Grâce à cette précaution, la filtration du contenu du kyste dans le péritoine est plus sûrement évitée, pendant que, par déclivité ou à l'aide d'instruments, on achève de sortir le reste du liquide et les vésicules qu'il peut renfermer. Cette évacuation doit être complète.

On peut alors songer à diminuer la paroi kystique qui a pu être extériorisée à un niveau tel que les bords restants puissent être bien affrontés aux bords de l'incision cutanée. Cette résection facultative n'est pas indispensable à la guérison. Qu'il y ait eu excision ou non, on affronte les bords de l'ouverture kystique à ceux de l'incision cutanée. Cet affrontement est fait par des points de suture rapprochés prenant le péritoine pariétal. Les points étant pris parallèlement à l'ouverture, chaque anse affronte sur une certaine étendue les deux feuillets de la séreuse. On place ensuite un ou deux gros drains accolés l'un à l'autre et plongeant jusqu'au fond de la cavité, et l'on rétrécit la plaie abdominale en haut et en bas par des points de suture.

Maintenant que nous avons passé en revue les péripéties par lesquelles a passé la méthode de la marsupialisation depuis Récamier jusqu'à Lindmann-Landau, nous allons aborder l'étude de la seconde méthode.

II. — Suture sans drainage de la poche kystique.

Historique. — C'est un chirurgien anglais Thornton (*New Times and Gaz.*), en 1883, qui fit une tentative de ce genre. Voici, en effet, ce qu'il dit : « Je suturai l'ouververture du kyste à la paroi abdominale et, après avoir soigneusement asséché le sac, je fermai le tout sans drainage aucun. La plaie abdominale fut suturée comme après l'ovariotomie. » Ces mots de Thornton sont bien nets, bien explicites, personne, avant lui, n'avait pratiqué une telle opération ; la priorité doit lui être accordée.

Cependant, il faut reconnaître que c'est grâce aux travaux de Delbet et à son rare talent tant oratoire que chirurgical, que la suture sans drainage a pris une si large part dans le traitement des kystes abdominaux.

C'est grâce aux communications de Delbet à l'Académie de Médecine et à la Société de chirurgie, que la méthode a été vulgarisée en France.

Bond, en 1891 (*Brit. med. jour.*), dans un cas très complexe, a employé le même procédé, mais en le modifiant légèrement ; il a établi un drainage pendant les six premières heures pour fermer ensuite la paroi abdominale d'une façon complète.

Pourquoi ce drainage de si courte durée ? Bond avait-il peur d'une hémorragie ? Nous ne saurions le dire.

Billroth emploie une technique toute différente.

Après avoir évacué le kyste hydatique, il le remplit d'une émulsion iodoformée. Il substitue un kyste iodoformique au kyste hydatique, dit Delbet. Cette pratique n'est pas exempte de tout danger, car cette masse d'iodoforme emprisonnée dans la poche peut déterminer des accidents graves d'intoxication. Pourtant sur 9 malades que Billroth traite de la sorte, il enregistre 9 succès.

En 1895, Chaput, Russel, Poulton, Posadas, Castro, pratiquent l'opération de Thornton ; tous les malades guérissent.

Posadas, O'Connor, Poulton, modifient le procédé; ils suturent les lèvres du kyste sans suturer celui-ci à la paroi abdominale.

La poche une fois fermée, est laissée libre dans l'abdomen.

Enfin, Pierre Delbet, le 11 février 1896, communique à l'Académie de médecine un premier cas de kyste hydatique guéri par l'incision du kyste avec suture, sans drainage ; mais son procédé diffère de celui des autres en ce qu'il capitonne la poche. Quelque temps après, Nélaton pratique le capitonnage, qui fut momentanément adopté par de nombreux chirurgiens.

Manuel opératoire. — Le procédé de l'incision du kyste suivie de suture sans drainage comprend :

1° L'incision du kyste suivie de suture simple (procédé Thornton-Posadas) ;

2° Incision du kyste avec capitonnage et suture de la poche (procédé Delbet).

1° *Procédé de l'incision avec suture simple sans drainage.* — Le premier temps consiste à pratiquer la laparotomie. Le kyste mis à nu, on incise la poche périkystique, on arrive sur la membrane germinative, on élargit la plaie avec précaution. Si le kyste est de petite dimension, on peut l'extirper sans le ponctionner ou l'inciser. S'il est volumineux, il faut avoir recours à la ponction avec un trocart, qui permet d'extraire du liquide hydatique et d'attirer le kyste au dehors. On incise largement après avoir eu soin de protéger le péritoine avec des éponges, des gazes aseptiques ou mieux des points de suture séparés pour être plus à l'abri de l'infection. Le kyste une fois vidé, il reste une poche formée par la membrane adventice. On l'assèche soigneusement avec des éponges stérilisées et on réunit au catgut par des sutures à la Lambert l'incision de cette poche. Le moignon est abandonné dans le ventre. La plaie de la laparotomie est réunie sans drainage par les procédés ordinaires.

2° *Procédé Delbet.* — Delbet, avant de suturer le kyste pratique le capitonnage qu'il décrit ainsi : « Le capitonnage consiste à accoler les deux parois par des fils de catgut passés dans leur épaisseur. Avec des aiguilles à pédale coudée et très courbe, je passe un gros catgut dans l'une des deux parois. Ce fil entre et sort par la face interne, embrochant une épaisseur de tissu suffisante pour que ce point d'appui soit solide. Il n'est pas nécessaire que cette épaisseur soit considérable, car la membrane adventice est résistante ; quelques millimètres suffisent. En revanche, je m'applique à ce que l'aiguille chemine longuement dans la paroi même, de façon que l'orifice d'entrée et l'orifice de sortie soient éloignés de un centimètre et demi et même davantage. Je passe ensuite le même fil de la même façon au point symétrique de la paroi opposée. Les deux chefs du fil sont saisis dans des pinces. Il ne faut pas faire le nœud immédiatement, car il deviendrait alors presque impossible de passer les autres fils.

» Je place deux, trois ou quatre fils en commençant par les plus profonds. Grâce au long cheminement de chaque fil dans la paroi, on arrive à supprimer la cavité d'un kyste considérable avec un petit nombre de points. Je ne cherche pas, du reste, à obtenir une suppression totale de la cavité, ni à affronter les deux parois opposées dans toute leur étendue.

« Il importe assez peu qu'il reste par place quelques millimètres entre les deux parois. »

CHAPITRE II

I

I. — Etude critique de la marsupialisation
II. — Indications et contre-indications

Tous les auteurs s'accordent pour reconnaître que lorsqu'on pratique la marsupialisation, l'incision de la poche doit être large; d'abord pour permettre une évacuation complète de la cavité kystique contenant le liquide hydatique, les vésicules filles et la membrane germinative; ensuite, pour favoriser un drainage de cette poche aussi complet que possible, afin d'empêcher la rétention de la sécrétion abondante de la membrane adventice après les premiers jours qui suivent l'opération.

Si l'ouverture de la poche est grande, il faut qu'il en soit de même pour l'ouverture de la paroi abdominale, qui présentera en cet endroit un lieu de moindre résistance et par conséquent une porte de sortie aux viscères contenus dans l'abdomen.

Il est certain que ces éventrations consécutives à la marsupialisation constituent, pour cette méthode de traitement, une infériorité marquante vis-à-vis de la suture sans drainage où, comme nous le verrons, la restauration de la paroi abdominale est parfaite.

Pourtant il faut s'entendre : les cas d'éventration ne sont pas aussi fréquents et aussi irremédiables (le cas de Gérard Marchant est là pour le prouver), que certains auteurs, et en particulier Pierre Delbet, semblent le dire.

Il est bon que le chirurgien soit averti de tous les inconvénients d'une méthode, afin de pouvoir juger de son emploi et lui faire subir en même temps les modifications nécessaires par les cas qu'il aura à traiter.

La méthode seule de la marsupialisation ne doit pas être rendue responsable des éventrations qui succèdent à des laparotomies pour kystes hydatiques de l'abdomen. Pour nous, nous estimons que le terrain sur lequel on opère doit être pris en sérieuse considération.

Que d'éventrations ne voyons-nous pas succéder à des laparotomies faites pour des affections autres que les tumeurs hydatiques !

L'hystérectomie abdominale, l'appendicectomie, les opérations abdominales sur les annexes apportent un fort contingent d'éventrations, et pourtant la fermeture du ventre a été faite d'une façon complète et au moyen de sutures bien soignées. Ne parlons pas, bien entendu, des cas où le drainage abdominal a été fait, car alors les éventrations au point marqué s'expliqueraient aisément.

En dehors de cette question de terrain, il y a aussi une question d'ordre anatomique.

Les laparotomies sus-ombilicales sont moins sujettes à éventration que les laparotomies sous-ombilicales.

La tension de la sangle musculo-aponévrotique, plus marquée en haut qu'en bas, ne serait-elle pas pour quelque chose dans cette différence ? Nous le croyons certainement, et comme la plupart du temps les tumeurs hydatiques siègent au-dessus de l'ombilic à cause de leur développement dans le foie et dans la rate, nous voyons que la constitution anatomique de la paroi abdominale dans cette région haute est favorable à cette méthode.

Il n'en serait pas de même si on avait affaire à un kyste développé au-dessous de l'ombilic. La marsupialisation dans ce cas servirait d'amorce à une éventration probable.

La méthode de la suture sans drainage paraît bien être favorable dans cette catégorie de faits.

Le second reproche que l'on fait à la marsupialisation, c'est celui de donner lieu à des fistules longues, très longues à guérir ; fistules qui retentissent parfois sur l'état général de l'individu en créant des complications, telles que la tuberculose pulmonaire.

Pierre Delbet, surtout, attaque vigoureusement la marsupialisation dans ses cliniques chirurgicales : « Quand » on lit les statistiques de kystes hydatiques traités par » la marsupialisation, on est ébloui des résultats. La » marsupialisation est, en effet, peu grave ; tous ou pres- » que tous les malades guérissent. Mais il faut savoir » combien de temps ils mettent à guérir, si la guérison » est bien complète, si elle n'entraîne pas d'inconvénients.

» Quoique ces diverses questions aient un intérêt de » premier ordre, on ne trouve guère de renseignements » sur elles dans les statistiques publiées. Combien de » malades, portés comme guéris, qui ont traîné des mois, » des années, de pénibles fistules ! Aussi, pour nous » renseigner d'une manière précise sur les résultats » éloignés de la marsupialisation, je ne me servirai que » de mes cas personnels. J'ai pu suivre tous les malades » que j'ai traités par ce procédé. Vous allez juger :

« I. — Mon premier malade Let... avait un kyste fran-
» chement hépatique. Il était soigné depuis longtemps
» pour une cirrhose, quand mon ami Vaquez, concevant
» des doutes sur l'exactitude du diagnostic, me pria de le
» voir. Je pensai qu'il s'agissait d'un kyste hydatique
» central, et je pratiquai l'opération. Pour arriver jusqu'à
» la cavité kystique, il me fallut traverser environ 4 cen-
» timètres de tissu hépatique sain. Je fis la section du
» foie au bistouri : l'hémorragie fut considérable. Je sec-
» tionnai entre autres une veine qui avait certainement le
» calibre du petit doigt et dont le sang sortait à flots.
» Pour maîtriser cette hémorragie, qui pouvait être
» immédiatement fatale, j'introduisis rapidement deux
» doigts dans le kyste et, les recourbant en crochet, j'ap-
» pliquai énergiquement la paroi hépatique contre la
» paroi abdominale. La compression ainsi produite fut
» efficace. Sans lâcher prise, je suturai immédiatement
» la paroi du kyste à la paroi abdominale. Cette suture
» réalisa une hémostase parfaite. Le kyste était volumi-
» neux, il contenait un peu plus d'un litre de liquide, mais
» très peu de vésicules filles. Dès qu'il fut vidé, la cavité
» s'affaissa presque complètement. Je fis le drainage à la
» gaze iodoformée. Au bout d'un mois la fistule était
» fermée, le malade était guéri.

» De tous ceux que j'ai opérés, c'est celui qui a guéri
» le plus rapidement. J'insiste sur ce point, car on a pré-
» tendu que les kystes intra-hépatiques étaient ceux qui
» avaient le moins de tendance à guérir après la marsu-
» pialisation.

» Je ne suis pas du tout de cet avis. Ce qui gêne la
» rétraction des cavités kystiques, c'est l'épaisseur de la
» membrane adventice et sa résistance. Quand celle-ci

» est mince et souple, les kystes intra-hépatiques ont,
» plus que les autres, tendance à se rétracter et à s'affais-
» ser, parce que le foie, dont l'élasticité a été violentée,
» tend énergiquement à reprendre sa forme normale. C'est
» ainsi que les choses se sont passées dans ce cas.

» Malheureusement ce malade avait un autre kyste
» dans le poumon. Il est mort, un an après, asphyxié par
» une vomique, sans que le diagnostic ait été fait.

» II. — La seconde malade, Adèle V..., âgée de cin-
» quante ans, avait un kyste volumineux du foie. La
» tumeur emplissait l'hypocondre droit, une partie de
» l'hypocondre gauche et descendait à 7 centimètres au-
» dessus du pubis. La partie inférieure du thorax présen-
» tait une voussure, et il existait un épanchement pleural
» de ce côté.

» La malade avait déjà subi une ponction, il y a six ou
» sept ans. On avait enlevé une grande quantité de liquide
» et fait ensuite une injection dans le kyste. Elle ignorait
» avec quelle substance cette injection avait été faite.

» J'ai fait la laparotomie le 29 mars 1894. Incision sur
» le muscle droit, ponction du kyste : évacuation de
» 700 grammes de liquide. Puis incision large de la poche
» au bistouri. De nombreuses vésicules s'échappent. Les
» parois du kyste sont épaisses et résistantes, tapissées
» d'incrustation calcaire et d'une sorte de bouillie grisâtre.
» J'enlève une grande quantité de vésicules filles de peti-
» tes dimensions, formant un magma d'odeur fade (250
» grammes).

» La poche nettoyée, j'examine ses connexions, et je
» constate qu'elle est toute entière au-dessus du foie,

» refoulée en bas. Malgré les apparences, il s'agit donc en » réalité d'un kyste de la face supérieure.

» De chaque côté, je résèque une étendue assez considérable de la poche, puis je suture ce qui reste à la » paroi abdominale. Drainage à la gaze iodoformée.

» Dans les premiers jours, il ne s'écoule presque rien » par l'orifice. Au 15e jour, la bile commence à paraître. » La cholerragie n'a jamais été abondante, elle a peu » duré.

» Le 3 mai, il s'écoule brusquement une quantité assez » considérable de liquide clair. Il semble qu'une seconde » poche se soit ouverte dans la première. A partir de ce » moment les signes de pleurésie disparaissent ; l'état » général se remonte. La fistule ne donne issue qu'à quel- » ques gouttes de liquide. La malade sort le 16 juin en » bon état, mais avec sa fistule.

» Elle est donc de celles qui sont portées comme gué- » ries dans les statistiques ordinaires.

» Mais vous allez voir ce qu'elle est devenue. La fistule » a persisté, donnant tantôt peu, tantôt beaucoup. A de » certains moments, l'inflammation semblait s'étendre » jusqu'au péritoine, et les symptômes devenaient mena- » çants. Elle allait se faire panser deux fois par semaine » à la Charité.

» En 1896, elle alla faire un pèlerinage à Lourdes. Elle » en revint, non seulement avec sa fistule, mais avec des » manifestations pulmonaires graves. Sa fistule donnait » toujours. Le pus qu'elle sécrétait répandait une odeur » insupportable. Enfin, la malheureuse femme a fini par » succomber en décembre 1896 à ses lésions thoraciques. » On ne peut pas dire qu'elle soit morte de sa fistule, » mais on ne peut pas affirmer non plus que cette sup-

» puration persistante n'ait pas été pour quelque chose
» dans le développement de la tuberculose pulmonaire.

» III. — Dans le troisième cas, il s'agit d'un kyste hyda-
» tique de la fosse iliaque droite, qui semble avoir eu le
» cœcum pour origine.

» Louis H..., âgé de 25 ans, est un vigoureux garçon
» boucher. Il aurait été certainement impossible de recon-
» naître la nature de la tumeur qu'il présentait, s'il n'avait
» présenté avec la plus grande netteté le frémissement
» hydatique.

» Je pratique la laparotomie le 15 octobre 1894. Sur
» la tumeur, je fais une incision parallèle à l'arcade cru-
» rale et située à trois travers de doigt au-dessus d'elle.
» La tumeur irrégulière et de couleur grisâtre envoie des
» diverticules qui plongent jusque dans le petit bassin.
» Je l'incise après avoir bien protégé le péritoine avec des
» éponges plates. Elle contient très peu de liquide, mais
» une grande quantité de vésicules. La cavité, comme la
» surface extérieure, est irrégulière, anfractueuse. Des
» vésicules sortent de tous les diverticules. Après avoir
» bien nettoyé la poche, j'examine ses connexions et je
» constate qu'elle est fusionnée avec le cœcum, comme si
» elle s'était développée dans la paroi même de cet intes-
» tin. Cette fusion est telle que je ne puis réséquer qu'une
» très petite portion de la poche. Je fais alors la marsu-
» pialisation et le drainage à la gaze iodoformée.

» La fistule dure trois mois, puis se ferme complète-
» ment. Le malade guéri quitte l'hôpital le 27 janvier.

» Mais je l'ai revu à la fin de mars 1895. La cicatrice
» au niveau du point où la marsupialisation avait été faite

» s'était détendue et il avait une éventration déjà consi-
» dérable.

» IV. — Il s'agit ici d'une femme de 37 ans, grande et
» vigoureuse, qui présentait un kyste volumineux de la
» rate. Cette femme a eu cinq enfants, dont quatre sont
» morts en bas âge.

» Elle a constaté pour la première fois l'existence de la
» tumeur il y a quatre ans. Elle était alors fort petite,
» mais elle a vite grossi, déterminant de la gêne d'abord,
» des douleurs ensuite. Après un an, elle est restée à peu
» près stationnaire. Il y a quelques mois, la malade a
» craché du sang pendant deux jours en grande abon-
» dance. Elle ne présente cependant aucune lésion pulmo-
» naire.

» L'abdomen est déformé par une tumeur volumineuse
» qui remplit sa moitié supérieure gauche. Cette tumeur
» s'étend à droite jusqu'au foie, en bas jusqu'à l'épine
» iliaque antéro-supérieure, et arrive jusqu'à la fosse lom-
» baire, qu'elle remplit. Elle présente, d'une manière très
» nette, le phénomène du ballottement. Elle vient jus-
» qu'au contact de la paroi abdominale antérieure. Il ne
» semble pas que le côlon soit interposé entre elle et cette
» paroi. Elle suit manifestement les mouvements de la
» respiration. La fluctuation est très nette ; il n'existe pas
» de frémissement hydatique.

» Laparotomie le 6 mai 1895. La paroi kystique pré-
» sente quelques adhérences avec l'épiploon. Je l'incise, il
» en sort des vésicules filles innombrables. La poche
» vidée, je l'attire en partie au dehors pour étudier ses
» connexions. Je constate alors que la rate, refoulée vers
» la droite, est fusionnée avec elle. Il semble donc que le

» kyste s'est développé dans la partie externe gauche de
» la rate. Résection d'une partie de la poche, marsupiali-
» sation de ce qui reste.

» Les suites de l'opération ont été tout à fait bénignes.
» Il ne se produisit au début aucun écoulement par l'ori-
» fice. Au bout d'une huitaine de jours, il commença à
» suinter un peu de pus. La poche, cependant, se rétracta
» vite et, au bout d'un mois, la fistule était tarie et fer-
» mée. Nous considérions la malade comme guérie quand
» elle est sortie de l'hôpital.

» Mais, deux mois après, survinrent quelques phéno-
» mènes douloureux dans le côté, et la fistule se rouvrit.
» La malade est rentrée à l'hôpital Laënnec le 3 octobre
» 1895 avec une stomatite grave. Sa fistule donnait tou-
» jours. Je l'ai revue à diverses reprises pour des érythè-
» mes intenses de la paroi abdominale, déterminés par la
» sécrétion purulente. Et aujourd'hui, 15 septembre 1897,
» deux ans et quatre mois après l'intervention, la fistule
» persiste toujours.

» V. — Voici encore un kyste volumineux de la rate.
» Le malade, Jules F..., est âgé de 57 ans. Inutile de
» rapporter l'observation, qui ne présente rien d'inté-
» ressant.

» Je fis la laparotomie le 27 juin 1895. La poche kysti-
» que était absolument adhérente au péritoine. Elle con-
» tenait beaucoup de liquide et peu de vésicules filles.
» Après l'avoir évacué, je cherchai à décoller les adhé-
» rences pour en réséquer une partie. Mais je dus y re-
» noncer, tant les adhérences étaient intimes. Marsupia-
» lisation et drainage.

» Pendant les huit premiers jours, il ne se produit

» aucun écoulement. Ce n'est qu'au bout de ce temps, la » cavité s'étant sans doute infectée, qu'il commença à » s'écouler un peu de séro-pus. La poche se rétracta peu » à peu. Le 14 octobre, il ne restait qu'une légère ulcé- » ration superficielle, la fistule était fermée. Elle avait » donc duré trois mois et demi.

» J'ai revu ce malade le 4 juillet 1896. Le point de la » cicatrice où avait été faite la marsupialisation s'était » distendu, et il avait une énorme éventration.

» Les trois malades dont il me reste à vous parler » avaient tous les trois des kystes suppurés. Je les compte » néanmoins, car, si la suppuration du kyste aggrave » incontestablement l'opération, elle ne m'a paru avoir » aucune influence sur la manière dont se produit la gué- » rison après marsupialisation. Or, c'est précisément la » durée et la qualité de la guérison que je vise ici.

» VI. — Il s'agit, dans cette sixième observation, d'une » femme de 29 ans, Maria T..., qui avait été déjà opérée » d'un kyste hydatique du foie par M. Périer, le 11 octo- » bre 1893. A la suite de l'opération, le kyste a sécrété de » la bile pendant cinq mois, et, lorsque la malade entre à » l'hôpital le 5 mai 1894, il existe encore une fistule située » sur le bord externe du muscle droit. Mais, en outre, il » existe un second kyste, qui occupe l'hypocondre gau- » che, descendant à cinq travers de doigt au-dessous du » rebord des fausses côtes. L'état de la malade est misé- » rable. La température s'élève tous les soirs à plus de » 40°. Elle tousse beaucoup. Les bases des deux pou- » mons sont mates avec des râles fins. Aux deux sommets » la respiration est soufflante et l'inspiration prolongée.

» Je fais la laparotomie. Incision sur la tumeur. Le pé-

» ritoine est adhérent au kyste dans toute la partie supé-
» rieure de la plaie, mais il est libre par en bas. Je ferme
» cette partie inférieure par trois points de suture. Je fais
» une ponction aspiratrice. Le pus ne commence à s'écou-
» ler que lorsque l'aiguille a traversé environ 4 centimè-
» tres de tissu hépatique. J'essaie d'inciser le foie au
» thermo-cautère, mais bientôt le platine s'éteint dans le
» sang. J'achève l'ouverture en déchirant le parenchyme
» hépatique avec la sonde cannelée. L'orifice admet aisé-
» ment deux doigts et me permet d'extraire facilement et
» en totalité la membrane mère. Lavage à l'eau naphtolée
» et boriquée, drainage à la gaze iodoformée.

» A la suite de cette intervention, l'état général de la
» malade s'est remonté ; mais ses lésions pulmonaires
» ont fait des progrès. Nous l'avons fait passer dans un
» service de médecine, où elle a succombé le 9 juillet, sept
» semaines après l'opération.

» VII. — Augustine D..., âgée de 31 ans, ressent des
» douleurs dans le flanc droit depuis cinq ou six ans. Elle
» est incapable de fournir le moindre renseignement sur
» la tumeur qu'elle porte. Celle-ci paraît s'être développée
» lentement et insidieusement. Mais, depuis un mois, les
» choses ont changé d'allure. L'hypocondre droit a subi
» une augmentation de volume rapide ; en même temps
» est apparue de la fièvre, accompagnée de perte com-
» plète de l'appétit et d'amaigrissement considérable.

» La malade est, en effet, très émaciée. L'abdomen est
» soulevé et distendu par une tumeur considérable, qui
» emplit l'hypocondre droit, une partie de l'hypocondre
» gauche et descend jusque dans la fosse iliaque. Cette
» tumeur, qui fait corps avec le foie, est manifestement

» fluctuante, mais en son point culminant elle présente
» une sonorité tympanique sur une zône aussi large que
» la paume de la main comme si elle contenait des gaz. Je
» fais la laparotomie le 29 septembre 1894. Incision sur
» le point culminant. Le kyste est absolument libre, sans
» aucune adhérence. Sa paroi est extrêmement mince.
» Pendant que je garnis le péritoine d'éponges pour le
» protéger, la paroi crève et il s'échappe un flot énorme,
» trois ou quatre litres de pus horriblement fétide et
» chargé d'un grand nombre de vésicules hydatiques. Pas
» une goutte de pus n'a pénétré dans le péritoine. Lavage
» de la cavité. Suture du kyste à la paroi abdominale.
» Drainage à la gaze iodoformée.

» A la suite de cette intervention la fièvre tombe, l'état
» général se remonte rapidement. A partir du troisième
» jour, se produit un écoulement de bile qui dure peu. La
» poche se rétracte vite et la malade sort le 8 novembre
» en très bon état, mais avec une fistule.

» Cette fistule a persisté jusqu'en juin 1895, c'est-à-dire
» pendant neuf mois. Depuis cette époque elle ne s'est pas
» rouverte. L'ancienne malade a eu un enfant et elle est
» actuellement en très bonne santé.

» VIII. — Voici le dernier malade que j'ai opéré par la
» marsupialisation. C'est un homme de 62 ans, Alfred L...,
» qui est entré à Laënnec le 18 juillet 1896. Il présentait
» un kyste volumineux de la face inférieure du lobe gau-
» che du foie. La fièvre était intense, l'état général grave;
» aussi ai-je fait la laparotomie d'urgence le lendemain
» même de son entrée, c'est à-dire le 19 juillet. Le kyste
» était fixé à la paroi abdominale par des adhérences
» lâches, mais résistantes. Je l'ai incisé au bistouri, il est

» sorti deux litres et demi de pus verdâtre, contenant des » vésicules. La membrane mère s'est détachée avec la » plus grande facilité. Lavage et drainage à la gaze iodo- » formée.

» Les suites ont été excellentes. Le malade est sorti le » 3 septembre, avec une petite fistule. Il est revenu à » l'hôpital le 14 septembre, parce que sa fistule avait » augmenté. Quelques injections de teinture d'iode ont » diminué l'écoulement, mais il est reparti avec sa fistule. » Celle-ci a duré environ trois mois.

» Le malade est revenu à Laënnec le 10 novembre 1896. » Toute la partie de la cicatrice par où le drainage avait » été fait s'était énormément distendue, amenant une » grosse éventration.

» Récapitulons ces faits. Sur ces huit malades, je n'en » trouve qu'un qui ait bien guéri ; c'est le premier, » celui qui avait un kyste franchement intra-hépatique. » Une malade est morte d'accidents pulmonaires deux » mois après l'opération ; elle ne mérite pas d'entrer en » ligne de compte. Voici comment se répartissent les six » autres : Une malade a porté sa fistule pendant neuf » mois. J'ai su, ces jours derniers, qu'elle était bien por- » tante, mais je ne l'ai pas vue ; je ne sais quel est l'état » de sa cicatrice.

» Trois malades ont fini par guérir de leurs fistules, » après les avoir portées pendant trois mois au moins ; » mais ils ont actuellement des éventrations considérables » ayant pour siège le point où a été faite la marsu- » pialisation.

» Enfin, chez deux malades, les fistules ont persisté. » L'une est morte avec sa fistule, qui durait depuis deux

» ans et neuf mois ; l'autre vit avec sa fistule depuis deux
» ans et quatre mois.

» Encore une fois, le traitement des kystes hydatiques
» par l'incision directe et la marsupialisation a constitué
» un incontestable progrès sur les méthodes antérieu-
» rement employées. Mais il serait bien triste de penser
» qu'il est le dernier mot de la chirurgie, car ses résultats
» sont médiocres.

» La guérison est lente, puisque la fistule dure presque
toujours plusieurs mois.

» Elle est parfois incomplète, puisqu'il y a des fistules
» qui persistent indéfiniment.

» Enfin, la guérison n'est pas toujours satisfaisante,
» puisque, dans plus de la moitié des cas où la fistule se
» ferme, il se produit ultérieurement des éventrations.
» Qu'on ne dise pas que l'éventration est un accident
» banal de la laparotomie. Non ! Il s'agit d'un accident
» spécial à la marsupialisation, et ce qui le prouve, c'est
» que l'éventration se produit exclusivement au point où
» la marsupialisation a été faite, et seulement dans les
» cas où la fistule guérit. D'ailleurs, à la suite des laparo-
» tomies ordinaires, l'éventration est devenue une rareté.

» Vous allez me dire que j'ai eu affaire à une série noire.
» Mais pas du tout, Messieurs. D'abord, je n'ai pas eu
» une seule mort opératoire, bien que j'aie opéré de très
» gros kystes, des kystes suppurés et chez des malades
» dont l'état général était très grave. Et puis, remarquez-
» le bien, si, au lieu de suivre les malades pendant des
» mois ou des années après leur sortie de l'hôpital, je les
» avais perdus de vue, comme il arrive d'ordinaire, j'aurais
» été conduit à tenir un autre langage ; je vous aurais
» dit, comme on le dit souvent : « Les résultats de la

» marsupialisation sont excellents ; tous mes malades » ont guéri. » D'ailleurs, si cette insuffisance des résultats » de la marsupialisation n'a pas été nettement formulée, » elle a été soupçonnée. Poulet, dans un excellent article » qu'il a publié dans la *Revue de chirurgie* en juin 1886, » écrivait : « Plus d'un malade, considéré comme guéri » avec une petite fistulette, suppure peut-être encore » aujourd'hui. »

» En somme, guérisons lentes, parfois incomplètes, » éventrations consécutives, tel est le bilan qui m'autorise à vous dire : « Les résultats de la marsupialisation » sont médiocres ».

» Ce sont ces constatations qui m'ont conduit à chercher un procédé meilleur ».

Delbet se montre bien sévère pour la marsupialisation. Voyons si en étudiant l'une après l'autre ses observations, on ne pourrait pas réduire à peu de chose les critiques de cet auteur.

Dans la première observation, en quoi la méthode de la marsupialisation peut-elle être incriminée, si son malade complètement guéri de son opération meurt un an après, asphyxié par une vomique provenant d'un kyste, dont le diagnostic n'avait pas été fait ?

Dans une de nos observations, nous avons relaté le même accident.

Pour sa seconde malade, Delbet accuse la fistule d'avoir engendré la tuberculose pulmonaire. Mais dans son observation, ne dit-il pas que la malade avait des signes de pleurésie avant l'intervention ? Cette pleurésie n'aurait-elle pas été de nature tuberculeuse ? Nous le croyons.

Pour son troisième malade, qui présente une éventration au niveau de l'incision crurale, nous ferons remarquer que c'est chose assez fréquente pour des opérations d'appendicite dans lesquels on prend toutes les précautions sans pouvoir arriver à éviter ces accidents.

Ses quatrième et cinquième malades sont les seules où la marsupialisation paraît devoir être critiquée à juste titre.

Dans la sixième observation, peut-on accuser la marsupialisation, si la malade est opérée *in extremis?*

Delbet aurait-il tenté la suture sans drainage chez cette malade qui fait l'objet de sa septième observation ? De la poche, il s'est écoulé trois litres d'un liquide horriblement fétide.

Pour le huitième malade, les conditions sont les mêmes.

Ainsi donc, de la série noire de Delbet, nous tirons cet enseignement, qu'évidemment il y a mieux à faire que la marsupialisation ; mais est-ce à dire que la suture sans drainage, qu'on ne peut pratiquer que dans certaines conditions, telles que souplesse des parois, stérilité du liquide, soit appelée à devenir une méthode générale, la méthode de choix ? Nous ne le pensons pas. De là à aller jusqu'à ne pas reconnaître son efficacité et sa simplicité dans les cas favorables, c'est aussi une exagération.

Nous verrons dans le courant de cette étude les cas dans lesquels cette méthode est contre-indiquée. Disons dès maintenant qu'elle doit être à peu près exclusivement réservée aux kystes hydatiques suppurés, aux kystes à parois calcifiées, et que, dans ces cas, elle constitue une méthode rationnelle, qu'elle est en un mot la seule applicable.

II

I. — Etude critique de l'incision du kyste suivie de la suture avec ou sans capitonnage.

II. — Indications et contre-indications.

Les fistules longues, très longues à guérir et parfois intarisables ; les éventrations fâcheuses qui succèdent quelquefois à la marsupialisation, voilà les deux causes qui ont engagé Delbet à se faire le défenseur au sein de la Société de chirurgie et dans sa communication à l'Académie de médecine, d'une méthode que, s'il n'a pas créée en totalité, il a du moins rendu sienne par un côté, nous voulons dire le capitonnage. Ce qui décida Delbet à pratiquer la suture sans drainage avec réduction de la poche, c'est que dans ses opérations de marsupialisation, il avait remarqué que la membrane adventice, une fois dégagée de son contenu et de la membrane fertile en particulier, ne donnait lieu à aucun écoulement, du moins les premiers jours, période pendant laquelle l'asepsie de la poche existait encore.

Si la membrane adventice qui ne secrète pas au sens physiologique du mot laisse transsuder un liquide particulier au bout d'un certain temps, c'est qu'elle a été infectée par les microbes exogènes.

L'infection est la cause de cette transsudation insolite. De là l'idée de mettre à l'abri des microbes venant du dehors cette poche longue à se combler.

La meilleure façon d'arriver à cela, c'est de l'enfouir dans l'abdomen.

Avec cette méthode plus de fistules, plus d'éventrations, à moins que la poche ne suppure et ne vienne s'ouvrir au bout de quelques jours dans la plaie qui est parfois cicatrisée.

Delbet, partant de ce principe encore classique, qui dit que tout kyste à contenu clair est aseptique, ne voit aucune objection sérieuse à la réduction de cette poche dans la cavité abdominale. Les recherches de Widal et Chauffard, les travaux de Segond paraissaient devoir faire admettre d'une façon indiscutable l'asepsie des kystes à liquide eau de roche.

Tout récemment les recherches de Vinas, de Buenos-Ayres, paraissent infirmer les idées encore en cours dans l'étude des kystes hydatiques. En effet, cet auteur aurait trouvé, dans les kystes à liquide clair, des microbes capables de cultiver dans un milieu approprié. Une autre question, qui a son importance, c'est que le même auteur aurait trouvé dans certains cas un liquide clair stérile, mais une floraison de microbes pathogènes dans la membrane adventice dont l'examen bactériologique des morceaux réséqués avait été soigneusement fait.

Ces découvertes méritent d'être corroborées par d'autres recherches. On pourrait ainsi expliquer ces suppurations qui surviennent après des interventions conduites avec toutes les règles de l'asepsie.

A côté de cela, il existe d'autres accidents que les partisans de la marsupialisation invoquent contre la suture sans drainage ; les principaux sont : la cholerrhagie et l'hémorragie.

Delbet paraît répondre victorieusement à ces critiques

en les retournant contre la marsupialisation. Il a, en effet, obturé au moment d'une intervention de kyste hydatique une fistule biliaire à l'aide de deux points au catgut sans que cela ait entraîné la moindre complication.

Mais n'est-il pas juste de faire remarquer que les écoulements de bile et de sang se font plutôt dans les quatre ou cinq jours qui suivent l'opération et que si Delbet a pu combattre cette cholerrhagie primitive, il n'en serait pas de même pour les cholerrhagies secondaires ?

Nous avons vu que Delbet met sur le compte de l'infection la production de ces cholerrhagies et hémorragies consécutives aux interventions sur les kystes hydatiques.

Nous n'arriverons jamais à connaître la fréquence de ces hémorragies et cholerrhagies, puisque ces accidents ne surviennent que quelques jours après l'intervention. Il est cependant facile de concevoir que plus le kyste sera volumineux, plus il y aura de chances de voir l'hémorragie et la cholerrhagie se produire, s'il est vrai que ces accidents sont le résultat de la rupture des vaisseaux sanguins ou biliaires par l'effet de la disparition de la pression excentrique du kyste évacué.

Il y a tout lieu de croire à la réalité d'un pareil mécanisme, qui nous permettrait alors de poser en principe que l'hémorragie et la cholerrhagie seraient surtout fonction du volume du kyste et que cette considération devrait tenir une grande place dans les décisions du chirurgien pour le traitement de tel ou tel kyste plus ou moins volumineux.

D'après les observations de Quénu que nous relatons tout au long, il paraîtrait que c'est principalement dans le cas de kyste volumineux que l'on aurait à relater la suppuration de la poche.

OBSERVATION PREMIÈRE

(Quénu)

Le malade est âgé de 23 ans (15, salle Boyer). A été opéré le 22 mars 1899 pour un énorme kyste dont le début paraît remonter à trois ans. Au moment où il entre à l'hôpital, le malade est oppressé, s'essouffle facilement ; il tousse et est sujet à de la diarrhée.

Après incision de la paroi abdominale, on évacue par ponctions 5 litres 1/2 de liquide très clair, eau de roche. La membrane fertile est très friable ; on fait un lavage de la poche avec une solution très faible de sublimé, puis avec du sérum. La poche est ensuite suturée ; on laisse non suturée une partie de l'incision de la paroi abdominale correspondant à la plaie suturée du kyste. Les suites sont d'abord des plus simples ; mais le quatrième jour il suinte un peu de liquide et le septième ou huitième jour nous sommes obligé d'installer un drain. La poche semblait se combler assez rapidement quand, le 4 avril, se déclarèrent les signes d'une pleurésie suspecte. Le malade tousse, est manifestement tuberculeux ; il succombe au mois d'août avec tous les signes d'une tuberculose pulmonaire au dernier degré : cavernes, râles humides au sommet, hémoptysies.

Observation II

Quénu. — Société de chirurgie (10 janvier 1900)

Ma première opération a été pratiquée, le 3 mars 1899, chez un homme de 29 ans (B..., n° 6, salle Boyer, hôpital Cochin). La tumeur hépatique avait été constatée pour la première fois huit mois auparavant ; elle serait devenue grosse et douloureuse à la suite d'une purgation. Le malade n'a jamais eu d'urticaire ; il a du dégoût pour les matières grasses, il souffre beaucoup de son côté, au point de ne pouvoir dormir la nuit ; les douleurs irradient dans l'épaule droite, permanentes, avec exacerbation nocturne. La base du thorax est élargie, le foie déborde le rebord costal de trois travers de doigt.

Le malade est apyrétique. Nous sommes obligé d'avancer la date de l'opération, à cause des douleurs et des étouffements, malgré un début de rhume. Le ventre ouvert, on ponctionne le kyste et on en retire 3 litres 100 grammes d'un liquide un peu citrin ; on incise alors largement et on extrait la membrane fertile. La poche est lavée avec du sérum stérilisé à l'autoclave, puis suturée et enfin fixée à la paroi abdominale.

Le lendemain la température monte à 39°5. Comme il existe chez le malade des signes de grippe, nous attribuons à celle-ci l'élévation de température ; mais le surlendemain nous faisons sauter les sutures, il s'écoule du liquide louche et septique, le premier liquide était stérile. Le kyste est drainé, mais la température reste au-dessus de la normale pendant une quinzaine de jours.

Le premier avril, le drain est supprimé ; le 5, il reste une cavité donnant de une à deux cuillerées de liquide par 24 heures.

Observation III

Quénu. — Société de chirurgie (10 janvier 1900)

Le malade est âgé de 21 ans ; il a été opéré le 8 mars 1899 (21 salle Boyer, hôpital Cochin). Sa tumeur hépatique date de 6 ans ; l'augmentation de volume s'est prononcée depuis 15 mois et s'est accompagnée de dégoût pour les aliments gras, d'inappétence générale et même de vomissements.

La ligne de matité verticale mesurait 25 centimètres à droite et 22 centimètres sur la ligne médiane, il s'agissait donc d'un gros kyste et, de fait, l'opération donne issue à 5 litres 150 de liquide trouble renfermant des pigments et acides biliaires, mais stérile.

L'extirpation ayant été peu facile, on fit un lavage avec du sérum artificiel pour en extraire les débris et l'on assécha ensuite avec des compresses stérilisées. Une partie de la poche ayant été réséquée, les bords en furent suturés.

L'opération fut suivie le lendemain et les six jours suivants d'une ascension du thermomètre à 39° et 39°2, la température matinale restant à 37° ; puis, le 11e jour, la température revint définitivement à la normale.

Le 22 mars, la plaie se rouvrit spontanément et laissa s'écouler un liquide ressemblant à de la bile diluée et qui cultiva ; on ne mit pas de drain. Le 27 mars, le liquide se teinte de sang. Le 7 avril, il se déclare une hémorragie tellement abondante qu'on envoie chercher le chirurgien de garde, qui a recours au tamponnement.

Le malade quitte le service à la fin de mai, conservant une petite cavité.

Pour pouvoir mieux juger de la valeur de ces accidents, et en particulier de l'hémorragie et de la cholerragie, au point de vue de la conduite à tenir, il aurait fallu connaître leur fréquence et déterminer leur rôle au point de vue de la transformation purulente de la poche. Si nous osons nous poser ces questions. c'est que les recherches de Vinas, qu'on n'a pas trop discutées en France, nous portent à penser que la formation d'un épanchement post-opératoire arrivera, malgré toutes les précautions aseptiques, à constituer un excellent milieu de culture pour les microbes que le bactériologiste précité a découverts à la surface de la membrane adventice, et, alors, dans la crainte d'une suppuration fermée, dans la crainte de renfermer le loup dans la bergerie, ne serait-il pas préférable de traiter le kyste par la marsupialisation d'emblée ?

Voyons si l'expérience clinique vient corroborer ces craintes.

Delbet nous offre 21 cas avec 21 guérisons sans accident aucun.

Quénu nous donne 13 cas, avec 3 cas de suppuration à propos desquels il se demande, l'asepsie la plus rigoureuse ayant été faite, si l'écoulement de la bile dans la poche n'a pas été le point de départ ou, encore mieux, la cause de la suppuration.

De notre côté, nous voyons que les cas opérés à l'Hôtel-Dieu de Marseille ne sont guère encourageants.

Cependant, les cas de Vinas, les nôtres et ceux de Quénu donnent à réfléchir, et nous avons tendance à admettre que, malgré les beaux succès de Delbet, cette méthode n'arrivera pas à détrôner la marsupialisation. Nous avons vu, au début de ce chapitre, que, malgré l'asepsie la plus parfaite, la bourse périkystique peut suppurer après l'opération. La crainte de voir la poche suppurer et peut-être déterminer une péritonite mortelle pourrait contre-indiquer la méthode, s'il n'était pas démontré, par de nombreuses observations, qu'il ne faut pas exagérer les dangers de la suppuration. Les sutures faites à la poche suffisent momentanément à préserver le péritoine et permettent aux adhérences de se faire et au chirurgien d'intervenir avant que la cavité péritonéale soit contaminée.

Nous ne pensons pas que la suppuration de la poche doive faire rejeter la méthode, d'abord parce qu'elle n'est pas fréquente. Sur 21 cas rapportés par Delbet, aucun n'a suppuré. D'ailleurs, alors même qu'il se produirait un épanchement dans la poche périkystique et que cet épanchement viendrait à suppurer, tout ne serait pas perdu ; on en serait quitte pour l'ouvrir et le drainer ; on remettrait les choses dans l'état où elles auraient été si on avait fait la marsupialisation d'emblée. C'est tout ce qui peut arriver de pire.

Nous dirons volontiers, avec Delbet et Jonnesco, que la suture sans drainage doit être substituée à la marsupialisation, et que son but est d'éviter la marsupialisation; mais nous ne pouvons, malgré l'autorité des défenseurs de cette méthode, souscrire à de telles propositions sans nous demander si le procédé de Thornton modifié par Posadas s'adresse aussi bien aux cas de kystes petits et superficiels qu'aux cas de kystes volumineux et profonds.

Les quelques essais d'extirpation de la membrane germinative auxquels nous avons assisté nous font adresser au procédé de la suture sans drainage les critiques suivantes :

1° Nous ne croyons pas que l'extirpation totale de la membrane germinative soit toujours possible. Facile dans les cas de kystes petits et superficiels, cette manœuvre est bien loin de toujours réussir dans les cas de kystes profonds, volumineux. La vésicule mère se déchire souvent; son extirpation se fait par lambeaux. Nous ne pouvons considérer des kystes contenant 2, 3 et même 4 litres comme des kystes de petite dimension. Mais nous n'avons sur leur siège aucun renseignement Ces renseignements n'auraient pourtant pas manqué de valeur. Ceux dont le siège est connu appartenaient tous à la face inférieure ou à la partie antérieure de la face supérieure de la glande hépatique. Ils constituaient, par conséquent, des cas faciles. Ces quelques réflexions concernant le volume et le siège du kyste sont à considérer. Mais doivent-elles trancher la question ? doivent-elles contre-indiquer le procédé de la suture sans drainage ? Tel n'est pas notre avis.

Evidemment, il serait insensé de suturer la poche dans les cas d'extraction incomplète de la membrane germinative. Mais l'impossibilité d'extraire la vésicule mère, impossibilité qui impose la marsupialisation, doit être assez rare. Bien plus nombreux doivent être les cas où cette extirpation se fait complètement.

Le siège et le volume du kyste doivent contribuer pour une large part dans la production d'épanchement infecté dans la poche périkystique. Mais des adhérences et la suture, tout comme dans les cas de kystes petits et superficiels, ne laissent-elles pas au chirurgien le temps d'intervenir, de drainer la poche, c'est-à-dire, en cas d'échec, de faire au pis-aller la marsupialisation ?

Observations

(M. Monod).

Je n'ai opéré qu'un kyste hydatique du foie, suivant la méthode de M. Delbet. Je profite de la discussion ouverte pour ajouter cette observation à celles qui vous ont été communiquées, sans prétendre tirer de ce fait unique des conclusions personnelles.

Il s'agit d'un homme qui avait été opéré une première fois par moi, à Saint-Antoine, le 30 mars 1895, d'un volumineux kyste hydatique du foie par incision et marsupialisation. Il avait mis près de huit mois à guérir.

Il rentrait à mon service en juin 1899 pour une nouvelle tuméfaction du foie, qui avait tous les caractères d'un kyste hydatique moins considérable que le premier.

Pour éviter au malade le long traitement qu'il avait subi, j'étais décidé, cette fois, à suivre, s'il était possible, le procédé de M. Delbet.

Opération, 12 juin 1899. — L'incision faite au niveau de la cicatrice laissée par la première intervention, me conduit, après section de quelques adhérences épiploïques, sur la poche qui est ponctionnée. 750 grammes de liquide clair. Tout le pourtour de la plaie garni avec des éponges, la paroi kystique est incisée. La cavité ne renferme aucune vésicule hydatique, on n'aperçoit que la membrane germinative qui la tapisse. Celle-ci est décollée avec les doigts et retirée tout d'une pièce. Le kyste se prolonge au loin sous le foie. Sa surface est soigneusement asséchée à l'éponge. Puis, sans capitonnage, l'ouverture est fermée par un surjet au catgut.

La paroi abdominale est suturée au crin sur un seul plan, sans drainage.

Le soir et le lendemain (13 juin), tout va bien. Aucune réaction, pas de douleur.

14 juin. — La nuit a été un peu agitée. Le malade souffre au niveau de la plaie. La température est à 38°2. Le pansement est ouvert et l'on constate qu'un des crins s'est rompu et qu'une petite masse épiploïque sort entre les lèvres de l'incision, à la hauteur de cette rupture. Ce petit fragment épiploïque est réséqué et le point de suture est rétabli.

25 juin. — Les points de suture sont enlevés. La réunion est complète.

Tout allait donc bien et je comptais vous présenter ici même, huit jours plus tard, le mercredi 5 juillet, ce malade guéri en moins d'un mois, lorsque brusquement les choses changèrent de face.

Le 2 juillet, en arrivant à l'hôpital, j'apprends que mon opéré, jusqu'alors apyrétique, avait eu 39°2 la veille au soir. Je le mets en surveillance.

Du 2 au 9 juillet, la température oscille entre 38° et 39°5. Localement, un peu de sensibilité à la pression, mais pas de tuméfaction ni de rougeur.

10 juillet. — Rupture spontanée de la cicatrice ; issue d'un flot de pus et de deux hydatiques. (Je rappelle que lors de l'incision du kyste, nous n'en avions pas eu une seule.) Un drain est placé dans la cavité.

Dès le lendemain, la température est retombée à la normale et y demeure.

Le drain est laissé en place jusqu'à la fin d'août.

La suppuration a été peu abondante et la poche est progressivement revenue sur elle-même.

La cicatrisation est complète le 1er septembre. Il a été revu en octobre en mon absence. Il allait bien, mais se plaignait de ressentir encore de la gêne et de la douleur au creux épigastrique ; il redoutait un troisième retour de son mal. Je doute que ses craintes fussent fondées, car il serait, je crois, revenu me voir.

L'incident qui est venu si fâcheusement compromettre le beau résultat que j'avais cru obtenir, peut être expliqué de deux façons.

Ou bien, au cours de mon opération, j'avais infecté la poche kystique qui, ultérieurement, a suppuré ;

Ou bien, il existait un second kyste, celui-là suppuré, qui s'est fait jour dans la cavité du premier.

La première hypothèse est défendable. Je fais remarquer cependant que, pendant plus de quinze jours, l'état du malade a été excellent, qu'il n'y a eu aucune réaction ni générale ni locale ; que, d'ailleurs, la plaie des téguments s'est réunie par première intention (malgré le petit incident de rupture d'un fil) ; que, si j'ai commis quelque faute d'antisepsie pendant mon intervention, cette faute aurait dû toucher aussi bien le péritoine et la paroi abdominale que le kyste lui-même.

D'autre part, en faveur de la seconde supposition, on peut invoquer : d'abord le fait que ce malade en était à son second kyste ; qu'il n'est donc pas très étonnant qu'il en eût un troisième, et surtout cette circonstance que, lors de l'ouverture spontanée, qui se produisit un mois après la première opération, il s'est échappé, en même temps que le pus, deux vésicules hydatiques. Or, j'ai dit que j'étais parvenu à enlever la membrane germinative qui tapissait le kyste d'une seule pièce, sans rupture et avec elle, pas trace de vésicules. Le kyste opéré ce jour-là était donc dépourvu de vésicules ; celles recueillies lors de l'ouverture ultérieure devaient donc provenir d'une autre poche kystique, distincte de la première, bien que très voisine, comme l'évènement l'a montré.

Quoi qu'il en soit, ce fait vient à l'appui de l'opinion soutenue par M. Delbet, lorsqu'il envisageait devant nous les diverses éventualités pouvant se produire à la suite de son procédé de suture totale des kystes hydatiques.

Admettant la possibilité d'une infection de la poche ainsi suturée, il soutenait que cette infection — qu'il n'a jamais observée — n'aurait pas nécessairement des conséquences funestes ; qu'il pourrait, si la suture tient bien, rester limitée au kyste, et que l'on aurait toujours le temps de re-ouvrir le ventre pour faire la marsupialisation.

Les choses se sont passées, dans mon cas, comme le prévoyait M. Delbet, avec cette différence que je n'ai pas eu à intervenir ; grâce aux adhérences qui se font si rapidement dans l'abdomen entre surfaces péritonéales en contact l'ouverture spontanée de la poche a pu se faire sans danger, et mon malade en a été quitte pour un long retard apporté à sa guérison définitive.

La suture sans drainage doit donc être le procédé de choix. La question de volume et de siège ne doit pas entrer en ligne de compte. Seuls, les kystes suppurés et ceux dont les parois sont incrustées de dépôts calcaires, doivent être traités par la marsupialisation.

Si, comme nous l'avons vu, le volume et le siège du kyste ne contre-indiquent pas la suture sans drainage, ils peuvent être, par contre, une cause de récidive, car nous ne pensons pas toujours que l'on puisse extraire la totalité des vésicules filles.

Dans la marsupialisation, l'incision est suffisamment large pour permettre la sortie en masse des vésicules filles (sortie que le chirurgien doit toujours essayer) et souvent pourtant le pansement ramène des vésicules que l'opérateur croyait avoir extraites. La récidive n'a jamais été constatée, disent les partisans de la suture, et Baraduc, dans sa thèse, dit qu'elle ne peut se produire, qu'elle est impossible, « l'extirpation de la vésicule mère empêchant le parasite d'évoluer ».

L'extirpation de la vésicule mère, pour être totale dans les cas où celle-ci est extraite par lambeaux, n'entraîne pas toujours ou peut ne pas toujours entraîner la sortie de toutes les vésicules. Une ou plusieurs d'entre elles, si le kyste est profond, peuvent être enfermées, par la suture, dans la poche périkystique, même après en avoir asséché les parois, et évoluer comme avant l'opération. On ne saurait, en effet, prétendre que la vésicule fille, privée de liquide hydatique, ne peut évoluer, les cas de ponction évacuatrice étant souvent suivis de récidive.

Nous croyons la récidive exceptionnelle, impossible, dans les cas de kystes petits et superficiels ; l'extraction des vésicules se faisant facilement, nous pensons qu'elle doit être rare dans les cas de kystes profonds ou volumineux ; mais avec Hartmann, qui craint de ne laisser une petite hydatide, nous la croyons possible et si on ne l'a jamais constatée chez les opérés par l'incision suivie de la suture sans drainage, c'est uniquement parce que les malades n'ont pas été suffisamment suivis; la récidive pouvant ne se manifester que 2, 3, 4 ans même après l'opération. Nous considérons le capitonnage de Delbet inutile, aussi bien dans les cas de kystes petits que dans les cas de kystes volumineux, parce qu'après l'extraction de la membrane germinative les parois de la poche périkystique arrivent naturellement en contact sans que les sutures soient nécessaires. D'ailleurs, il ne présente aucun avantage sur le procédé de Thornton, dont les résultats sont loin d'être inférieurs et dont la technique beaucoup plus simple et plus courte expose moins à l'infection et présente moins de dangers. En effet, le passage réitéré de ces fils de catgut à travers la paroi kystique parsemée de canalicules biliaires et de vaisseaux sanguins qui ne demandent qu'à s'ouvrir peut donner lieu à la production d'un épanchement qui, suivant les cas, obligera le chirurgien à intervenir secondairement. Par conséquent, deux sources d'infection sont à noter dans la méthode de capitonnage : traumatisme des parois du kyste pouvant amener de l'hémorragie ou de la cholerrhagie ; présence d'un corps étranger tel que le catgut dont la stérilisation est des plus délicates et partant incertaine.

Pour nous, le capitonnage à la Delbet complique l'intervention et nous le croyons inutile et parfois même dangereux.

Cette suture, qui ouvre certainement des petits vaisseaux sanguins et biliaires, ce fil au catgut constituant un corps étranger qui peut devenir le point de départ d'une infection localisée, laquelle ne tardera pas à se généraliser et donner lieu à un épanchement dans la poche, sont loin de nous satisfaire, attendu que nous savons que dès que le kyste a été évacué, les parois de la membrane adventice ont de la tendance à s'accoler l'une à l'autre à cause de la rétractilité de la poche et du refoulement exercé par les organes voisins.

L'opération à la Thornton nous satisfait davantage; du reste, il semble que c'est celle que pratiquent, à l'heure actuelle, tous les chirurgiens qui s'occupent de cette question.

Avant de terminer cette étude, par laquelle il ressort que la suture sans drainage ne peut pas être considérée, ainsi que la marsupialisation, comme une méthode de choix, une méthode générale, puisque les kystes suppurés et à parois calcifiées ne peuvent pas être traités ainsi et que, parmi les kystes à parois extensibles, il en est qui suppurent, ne serait-il pas nécessaire, tout en faisant une section de la poche kystique et de la paroi abdominale, de laisser un petit drain qui assurerait l'écoulement du liquide qui pourrait se former dans les quelques jours qui suivent l'intervention? Certains chirurgiens, et Poirier en particulier, ont fait un drainage, mais un drainage de quelques heures seulement. Nous le trouvons insuffisant. Pourquoi ne laisserait-on pas ce drain pendant 8 ou 10 jours dans un pansement aseptique? Ce serait en quelque sorte une soupape de sûreté qui ne fonctionnerait que si l'épanchement se produisait. On éviterait ainsi l'éventration et les fistules interminables.

OBSERVATION DE MARSUPIALISATION

Observation Première

(Inédite)

Due à l'obligeance du docteur Acquaviva, chirurgien des hôpitaux de Marseille

Le nommé Léon Barbet, âgé de 17 ans, entre le 21 mai 1899 dans le service de M. le professeur Combalat, dont nous étions l'interne, pour une tumeur rénitente avec voussure manifeste au niveau de la région hépatique. La tumeur déborde les fausses côtes, descend jusqu'au niveau de l'ombilic en empiétant de deux travers de doigt à gauche de la ligne médiane.

On porte le diagnostic de kyste hydatique du foie et on intervient le 30 mai par la laparotomie médiane.

Avec une incision partant de l'appendice xyphoïde à l'ombilic, on arrive sur la poche, qui est complètement libre sous le péritoine pariétal. On garnit de compresses aseptiques les lèvres de l'incision et l'on ponctionne au bistouri. Immédiatement, il s'échappe des vésicules filles nombreuses avec un liquide clair. L'incision à la poche est aussi grande que celle de la paroi. Au fur et à mesure que le kyste se vide, à l'aide de pinces en cœur, on peut en attirer les parois sur une longueur de quatre à cinq centimètres de part et d'autre. La poche est vidée et asséchée au moyen de compresses stériles. L'excédent des parois du kyste est réséqué et la marsupialisation pratiquée. Les suites opératoires sont normales.

Au bout du 20e jour après l'opération, on s'aperçoit, à la visite du matin, que le pansement est plus sale que d'habitude. Le coton et les bandes sont mouillés. Le malade nous raconte que dans la nuit, à la suite d'un mouvement, il a senti quelque chose qui éclatait dans son ventre, en même temps qu'il s'apercevait que son pansement était tout mouillé.

Nous songeons à l'évacuation d'une seconde poche et l'inspection du pansement nous donne raison, car nous extrayons de la poche marsupialisée quelques vésicules. A cause de la profondeur de la poche, nous ne pouvons nous rendre compte de l'orifice-communication.

L'écoulement continue assez abondant les jours suivants. Quelques débris de membrane germinative s'éliminent petit à petit ; puis la sécrétion se tarit. Le 1er juillet, la poche n'admet plus qu'une demi-gaze au salol. Finalement, le malade quitte l'hôpital complètement guéri, le 15 août 1899.

Six mois après, nous avons eu l'occasion de voir notre opéré, qui vient nous faire part que depuis quelques jours il ressent de fortes douleurs du côté de son foie. Il accuse quelques quintes de toux ; dans une de ses quintes il a rendu une peau blanche qu'il nous apporte et que nous constatons être une membrane presque entière de vésicule fille.

L'émigration s'était faite à travers les bronches. L'auscultation ne nous révéla rien d'anormal.

Le malade est venu nous voir encore il y a deux mois parce qu'il a constaté que quelque chose a grossi du côté de son foie.

Après un examen sérieux, nous nous apercevons que nous sommes en présence d'une hypertrophie compensatrice du lobe gauche. Nous tranquillisons le malade, dont l'état général est du reste excellent.

Il fait un travail pénible, il est chargeur sur les quais. La cicatrice est solide et on ne constate aucune tendance à l'éventration.

Observation II

(Résumée)

Due à l'obligeance du docteur Acquaviva, chef de clinique chirurgicale, chirurgien des hôpitaux de Marseille.

Kyste hydatique du foie, première poche ouverte par incision et marsupialisation. deuxième poche ouverte par vomique, Avortement au troisième mois, Rétention placentaire, tétanos puerpéral. 48 heures après. Mort.

La nommée Angèle B..., âgée de trente ans, mère de trois enfants, fermière dans la banlieue de Marseille, entre à l'Hôtel-Dieu dans le service du professeur Combalat dont nous étions l'interne, le 28 juillet 1899. Dans le service on pose le diagnostic de kyste hydatique du foie et l'intervention par incision sur le bord externe du grand droit, au niveau d'une voussure très manifeste, confirme le diagnostic. Il s'écoule de la poche kystique une grande quantité de liquide clair avec des vésicules filles et, en dernier lieu, la membrane germinative. La poche est marsupialisée et les suites opératoires sont bonnes. Au bout de deux mois la poche est fermée, mais la malade commence à accuser de la température. Par une oscillation assez régulière, un examen complet de la malade et la cicatrisation presque complète de la poche, car notre index en touche le fond, nous émettons la possibilité de l'existence d'une autre poche purulente. En effet, au bout de sept jours, la malade, à la suite de quintes de toux assez rebelles, rend plusieurs gorgées d'un pus jaunâtre. Son état général a faibli ; la température est toujours élevée aux environs de 39°.

Un soir, à notre contre-visite, nous la trouvons plus fatiguée. Elle vient d'avoir de fortes coliques, bientôt suivies d'une hémorragie utérine. En soulevant les draps, nous constatons de volumineux caillots avec un fœtus qui nous paraît âgé de trois mois, puisque nous pouvons en reconnaître le sexe. Nous lui administrons une injection chaude, mais, au bout de 6 heures, le placenta n'étant pas expulsé, nous pratiquons le curage digital assez facilement. La température s'élève à 39° 5 le lendemain. 36 heures après l'avortement, la malade est saisie de trismus, de contractures du tronc et des membres. 18 heures après, elle mourait de tétanos puerpéral. A l'autopsie, nous constatons la guérison complète de la première poche, mais superposée à celle-ci et séparée d'elle par deux centimètres de tissu hépatique, nous trouvons une seconde poche située au niveau de la partie convexe du foie, remplie d'un pus café au lait épais, dans lequel baignent des vésicules avec une membrane germinative. A l'aide d'un stylet nous arrivons à connaître l'orifice par lequel le pus a fait irruption dans les bronches. Il est certain que c'est à cette seconde poche, dont la présence nous avait échappé au moment de l'intervention, que sont dus tous les accidents qui ont emporté la malade.

Observation III

(Inédite)

Due à l'obligeance du docteur Acquaviva, chirurgien des hôpitaux de Marseille.

La nommée Gazan Joséphine, 35 ans, journalière, habitant Marseille, entre à la Salle nouvelle dans le service du docteur Vidal, le 12 mars 1901.

A son entrée à l'hôpital, notre attention est attirée par un érythème polymorphe généralisé, avec des pustules très marquées au niveau de l'abdomen et des membres inférieurs. Déjà, nous constatons par places des plaques dedesquamation, surtout à la face. La malade nous apprend que ces rougeurs ont apparu il y a cinq à six jours, sans démangeaison, sans douleur aucune. Elle n'a eu ni frisson, ni fièvre, ni angine. Ce qui la décide à entrer à l'hôpital, c'est une grosseur qu'elle a au ventre. En effet, sur les indications de la malade, nous pouvons nous rendre compte qu'au niveau de la région hépatique il existe une voussure manifeste qui se déplace avec les mouvements respiratoires. Par un examen précis, nous pouvons nettement localiser la lésion dans le foie et au niveau de sa face convexe. Celui-ci, en effet, descend très bas, au-dessous des fausses côtes, de 7 à 8 travers de doigt. Empiétant à gauche jusqu'au niveau de l'ombilic, il remontait en haut, jusqu'au quatrième espace intercostal.

La tumeur nous offre une topographie assez intéressante ; en bas, nous sentons nettement le bord du foie avec un lobe assez volumineux, dur, uniforme, et qui nous paraît être du tissu hépatique. Au-dessus de ce lobe, nous avons, sur une étendue de 3 centimètres en hauteur et de 5 à 6 en largeur, la sensation de rénitence.

Nous songeons à l'existence d'un kyste hydatique, et nous recherchons le frémissement. Impossible de l'obtenir.

Cependant, l'histoire de la malade, qui nous dit avoir constaté l'existence de cette tumeur depuis bientôt trois ans sans que son état général en ait été considérablement atteint, les troubles digestifs qu'elle accuse depuis assez longtemps, nous confirment dans notre opinion. On pratique l'examen des urines, qui ne décèle pas de traces d'albumine. Cependant, on diffère l'intervention, à cause de cet érythème, et eu égard à l'état de faiblesse de la malade, on pratique tous les jours des injections de sérum artificiel de 200 grammes. Au bout de 15 jours, la desquamation a disparu ; l'état général paraît meilleur ; la femme a un peu d'embonpoint.

La température avait oscillé entre 37°5 et 38°, parfois 38°5, jusqu'au moment de l'intervention, qui est pratiquée sur les conseils du docteur Vidal et avec notre aide, par notre collègue et ami le docteur Brun, chirurgien des hôpitaux. Une incision de 8 centimètres à partir du rebord costal et le long du bord externe du grand droit nous fait tomber sur la poche, qui n'a pas contracté d'adhérences. Après avoir bien garni le péritoine avec des compresses stérilisées, on pratique une incision de la poche, et immédiatement une grande quantité de vésicules filles et de liquide un peu louche s'en échappent. La poche est tellement volumineuse que l'on est obligé d'introduire la main pour retirer toutes les vésicules et la membrane germinative. L'assèchement est pratiqué avec des gazes stérilisées en queue de cerf-volant.

Comme le liquide était louche, et que de plus nous avions eu un écoulement de bile au moment de l'intervention, et qu'en outre la malade avait accusé un peu de fièvre avant l'opération, nous jugeons prudent de pratiquer la marsupialisation, avec une ouverture très petite pour permettre le passage d'une gaze effilée.

Le péritoine avait été suturé à la partie inférieure du tissu hépatique sain par des surjets au catgut.

Après l'intervention, sa température se maintient au-dessus de 38°, et à partir du quatrième jour elle atteint 39°6, pour continuer les jours suivants à osciller entre 38° et 39°.

Au huitième jour, le pansement est souillé par la bile qui jaillit en assez grande quantité. A partir de ce moment, l'état général devient mauvais ; la malade maigrit, son pouls devient filiforme, imperceptible. Nous avons peu d'espoir sur le sort de la malade. Au moment de la rédaction de l'observation, c'est-à-dire un mois et demi après l'intervention, la malade vit toujours, mais dans quel état ! On la soutient avec des injections de sérum artificiel.

Nota-bene. — Depuis la rédaction de cette observation, la malade après avoir fait de l'érysypèle, vient de mourir dans le marasme.

Observation IV double de marsupialisation et de suture sans drainage

Cette observation est intéressante à plus d'un titre : c'est une histoire en deux chapitres. La malade est d'abord opérée dans le service du professeur Duplay à l'Hôtel-Dieu, par M. Cazin, d'un kyste hydatique du foie rompu dans l'abdomen. Quatre ans plus tard, je l'opère à nouveau, cette fois pour des kystes multiples du grand épiploon et du bassin (Peyrot, *Société de chirurgie* 1900).

1° (Première partie gracieusement communiquée par M. Cazin). — R... (Lucie), âgée de 23 ans, cartonnière, entrée à l'Hôtel-Dieu, le 13 février 1896, dans le service de M. le professeur Duplay, salle Notre Dame, n° 10. Depuis deux ans, la malade souffrait de douleurs sourdes dans l'hypocondre droit et la région lombaire du même côté, ainsi que de tiraillements mal localisés dans l'abdomen avec vomissements fréquents et troubles digestifs. Un an environ avant son entrée à l'hôpital, elle a reconnu elle-même dans l'hypocondre droit l'existence d'une tuméfaction qui a augmenté progressivement jusqu'à atteindre et dépasser bientôt le niveau de l'ombilic. Elle a consulté un médecin, qui a porté le diagnostic de kyste hydatique du foie, mais lui a conseillé de ne pas se faire opérer, en raison de son état général assez mauvais à cette époque et mis sur le compte de lésions pulmonaires anciennes.

Vers la fin de décembre 1895, la malade a été prise de douleurs abdominales extrêmement violentes avec vomissements se répétant par crises intermittentes, en même temps que la tumeur, qui avait augmenté considérablement de volume, gênait la respiration et tous les mouvements intéressant l'abdomen. Le 29 janvier, elle ressentit brusquement une sensation de déchirement interne accompagnée d'une douleur aiguë, et le médecin qui la soignait constata l'affaissement de la tumeur. Le lendemain, éruption d'urticaire, vomissements incessants, douleurs généralisées à tout l'abdomen.

Lorsque la malade entra à l'hôpital, le 13 février 1896, elle présenta tous les signes d'une péritonite subaiguë avec épanchement. A l'ouverture du ventre, par laparotomie médiane, on trouve au milieu d'adhérences multiples une vaste poche kystique rompue dont la cavité remonte jusqu'à la face inférieure du foie.

La membrane hydatide est enlevée et l'on essaye d'isoler la face externe du kyste; mais elle est adhérente de toutes parts aux anses intestinales qui l'entourent ; ces adhérences sont résistantes et très vasculaires ; une portion de la poche seulement peut être isolée et réséquée sur une hauteur de 12 à 15 centimètres ; à la périphérie du kyste, la cavité péritonéale présente des cloisonnements multiples qui empêchent toute exploration des flancs et de la partie inférieure de l'abdomen. On termine l'opération par la marsupialisation de la portion du kyste qui n'a pu être séparée des anses intestinales adhérentes et qui forme une poche du volume de deux poings environ.

Le volume de la poche marsupialisée diminue progressivement, et au commencement de juin, il ne reste plus qu'un trajet fistuleux, étroit, remontant vers le foie, qui ne tarde pas à s'oblitérer; mais il existe une éventration au niveau de la cicatrice, et le 20 juin 1896, on endort à nouveau la malade pour mettre à nu les bords internes des deux muscles grands droits ; après ablation de la cicatrice médiane, les deux muscles sont suturés bord à bord, avec le reste de la paroi, en un seul plan, au fil d'argent. La malade sort de l'hôpital le 18 juillet.

Depuis cette époque, elle n'a pas été revue.

(Deuxième partie, observation recueillie à l'hôpital Lariboisière). — Cette jeune malade, que M. Cazin perd de vue le 18 juillet 1896, après lui avoir consolidé sa cicatrice, entre dans mon service le 1er juin 1900. Disons tout de suite que la longue cicatrice qui se dessine sur son abdomen, du pubis à un travers de main au dessus de l'ombilic, est solide, plane et d'un bon aspect.

Dans les régions sous-ombilicales et hypogastriques, on sent, par la palpation, plusieurs masses plus ou moins profondes. Sur la ligne médiane, l'une d'elles apparaît grosse comme le poing. Au-dessous se sent une résistance diffuse, enfin profondément le petit bassin est manifestement rempli par une tumeur arrondie et rénitente. L'utérus est projeté en avant et en haut, comme on s'en assure par le toucher vaginal. Il est clair qu'il s'agit de kystes hydatiques nouveaux. La malade sent ces tumeurs se développer depuis deux ans. Elle commence à en souffrir beaucoup.

Opération le 19 février 1900. Incision médiane moins étendue que l'incision de la première intervention. A la partie supérieure de l'incision, on entre dans la cavité abdominale et on aperçoit le grand épiploon épaissi, œdémateux, d'un rouge grisâtre. Un kyste gros comme le poing est étalé; sa surface touche le bord périphérique du côlon transverse. Le grand épiploon, dans sa partie terminale, adhère fortement à la paroi abdominale et au fond de l'utérus. On le détache sans trop de peine. Il est infiltré dans toute sa partie libre de kystes qui font une saillie hémisphérique à sa surface. Il y en a une douzaine dont le volume varie des dimensions d'une pomme à celles d'une noisette.

J'énuclée d'abord le grand kyste, puis je détache la partie du grand épiploon qui porte les autres kystes, en rasant de près le côlon transverse. Reste le grand kyste du bassin ; on l'aperçoit résistant, rond, d'un blanc brillant, derrière l'utérus qu'il refoule. Il emplit tout le petit bassin. Il semble que l'on pourrait l'enlever tout entier avec sa membrane fibreuse si on voulait le décoller patiemment. Je préfère déchirer avec l'ongle cette membrane fibreuse sur l'étendue de quelques centimètres. Aussitôt une grande vésicule fait hernie qui, peu à peu, est amenée tout entière au dehors sans être ouverte. Je puis la recueillir intacte et la faire peser dans cet état ; son poids est de 1400 grammes. Inspectant la face interne de la poche fibreuse qui reste, j'y découvre deux autres hydatiques, l'une grosse comme une pomme, l'autre de la dimension d'un petit pois, un peu adhérente à la membrane fibreuse. Ces deux vésicules étaient contenues dans la même enveloppe que la grande, mais en dehors d'elle.

J'ai pu avec une aiguille courbe de Reverdin, passer en tous sens un catgut d'une paroi de la membrane à l'autre et faire disparaître la cavité que j'ai même fermée par un dernier catgut porté sur l'ouverture froncée.

L'opération avait été un peu longue. L'hémostase n'était pas parfaite. J'ai jugé utile de drainer avec deux gros tubes de caoutchouc que j'ai retirés le second jour. Les suites de l'opération ont été absolument simples, sans élévation notable de la température. Aujourd'hui, la guérison par première intention est absolument assurée.

Observation V

Kirmisson, Société de chirurgie, janvier 1900

Kyste hydatique du foie chez un enfant de 10 ans ; laparotomie avec marsupialisation de la poche fibreuse et extirpation totale de la membrane fertile. — Guérison en six semaines

Cette observation est relative à un enfant de 10 ans. Les parents attribuent l'origine de la maladie de leur enfant à un coup de pied reçu par lui dans la région du flanc droit. Peu après ce coup, l'enfant se plaint, en effet, de souffrir dans la région du flanc droit ; il accuse des irradiations douloureuses vers l'épaule et le reste de l'abdomen. Peu à peu le ventre augmente de volume.

A l'entrée du malade à l'hôpital, le 10 juin dernier, on est frappé d'une tuméfaction considérable occupant toute la moitié droite de l'abdomen. La tumeur est divisée en deux lobes par une des intersections aponévrotiques du grand droit. Elle est lisse, tendue, fluctuante. La fluctuation se transmet en arrière de la région du flanc à la région lombaire.

Par la percussion, on délimite nettement la tumeur ; la matité commence un peu au-dessus du cinquième espace intercostal et descend jusqu'à la fosse iliaque en occupant une hauteur de 16 centimètres. En dedans, la tumeur arrive jusque sur la ligne blanche sans la dépasser ; en dehors, elle proémine dans la région du flanc et dans la région lombaire. Elle se déplace avec le foie dans les mouvements à la respiration, mais n'envahit pas la cage thoracique. Il s'agit donc d'un kyste de la face inférieure du foie.

Le 13 juin, l'opération est pratiquée. Je fais, sur la partie latérale droite de l'abdomen, parallèlement et au-dessous du rebord des fausses côtes, une incision de 5 à 6 centimètres de longueur qui me conduit sur la face externe du kyste. Celle-ci est unie à la paroi abdominale par quelques adhésions filamenteuses. La paroi kystique est fixée à la paroi abdominale par une couronne de sutures à la soie.

Chaque point de suture laisse suinter le liquide clair, caractéristique. Quand la suture est jugée suffisante, le kyste est ponctionné avec un trocart et donne issue à une grande quantité de liquide, clair comme de l'eau de roche, dont la quantité peut être évaluée à 300 grammes au moins. La paroi kystique est alors fendue au bistouri dans toute l'étendue où elle est mise à découvert. On aperçoit, dans son intérieur, la membrane fertile qui flotte dans l'intérieur du kyste. On la saisit avec des pinces, elle se rompt à plusieurs reprises, mais on parvient cependant à l'enlever en totalité. Elle présente la coloration laiteuse caractéristique, son volume peut être comparé à celui des deux points réunis. Deux drains, adossés en canon de fusil double, sont introduits dans la poche et fixés à la paroi. Le pansement est fait à la gaze iodoformée.

L'opération n'est suivie d'aucune réaction. Dix jours après, le 23 juin, les drains sont supprimés, il reste pendant quelque temps une petite fistulette ; mais l'enfant quitte l'hôpital complètement guéri, le 31 juillet, c'est-à-dire au bout de six semaines.

Observation VI

Due à l'obligeance du docteur Bartoli, chef de clinique chirurgicale à l'Hôtel-Dieu de Marseille.

Le nommé C..., marin, âgé de 40 ans, entre le 11 janvier 1901, pour un kyste hydatique du foie, dans le service de M. le professeur Villeneuve, salle Moulaud, n° 8, Hôtel-Dieu.

Il nous raconte qu'il y a trois ans, il s'est plaint à l'hypocondre droit d'une douleur qui s'irradiait dans l'épaule correspondante et que la région douloureuse augmenta considérablement de volume. Six mois après, brusquement, il ressentit de violentes coliques, s'évanouit et expulsa par le rectum une grande quantité de liquide. Immédiatement après il se produisit une poussée d'urticaire qui dura 20 jours. L'état général se relève et le malade se porte bien pendant trois ans.

Il y a trois mois, la douleur reparaît au côté droit, mais ne s'irradie pas dans l'épaule; la voussure est peu prononcée par rapport au côté opposé.

L'opération est faite le 26 février par une incision de 12 centimètres sur le bord externe du grand droit partant du cartilage costal ; on arrive sur une poche blanchâtre présentant des adhérences avec l'intestin à la partie inférieure. L'incision de la poche donne issue à une grande quantité de liquide clair et à de nombreuses vésicules filles de différentes grandeurs. La poche, qui est très profonde (elle a une longueur de 20 centimètres), se dirige en haut, à droite et en arrière. Elle est nettoyée avec une curette mousse et des gazes montées sur pinces ; on ne parvient pas cependant à enlever toute la membrane germinative. On marsupialise et l'on draine. Le 28, le malade nous présente un ictère généralisé ; il a des efforts de vomissements ; on renouvelle son pansement, qui est très souillé.

Les jours suivants, le malade fait des oscillations de température. On constate que le drainage est mal assuré, que le drain en caoutchouc est aplati par le rebord costal. Le malade tousse et expectore.

Le 9 mars, seconde intervention. On déborde transversalement le long du dernier cartilage costal, on résèque les 8e et 9e cartilages costaux, on donne issue à du liquide purulent retenu dans la poche et l'on draine avec un gros drain en caoutchouc.

Les jours suivants, la température baisse ; on fait des lavages quotidiens à l'eau bouillie. De temps à autre, on a des poussées de température. L'écoulement de pus est toujours assez abondant. Le malade est affaibli et a maigri de façon sensible.

Toutefois, les grands lavages avec le bock amènent une diminution de l'écoulement; le malade se relève petit à petit. Actuellement, de l'énorme cavité du début, il persiste à peine un petit turjet de 5 centimètres qu'on continue à laver tous les deux jours. Le malade se lève, a bonne mine, peut être considéré comme guéri.

Observation VII

Due à l'obligeance de M. Audibert, interne des hôpitaux de Marseille.

La malade A. E., ménagère, âgée de 59 ans, entre le 19 janvier 1901 à l'hôpital (salle nouvelle, nº 17, Hôtel-Dieu), pour une tumeur dans la région hépatique. Cette tumeur, mate à la percussion, est peu douloureuse et fluctuante. Elle dépasse légèrement la ligne médiane, à gauche, et descend à deux travers de doigt au-dessous de l'ombilic. La malade est apyrétique. Une ponction ramène du liquide muco-purulent. On porte le diagnostic de kyste hydatique suppuré du foie. L'opération est pratiquée le 25 janvier.

Par une incision au point culminant de la tumeur, on tombe sur une lamelle hépatique. L'incision de cette lamelle met à nu le kyste qui contient du pus (200 gram.) et des vésicules. On marsupialise. Au fond de la poche, on sent une nouvelle tumeur très fluctuante. L'incision de cette poche donne issue à de nombreuses vésicules et à 500 grammes de pus. Il existait en dessous une deuxième poche plus volumineuse. On lave, on draine et on bourre à la gaze. (L'examen bactériologique du kyste est resté négatif.)

Le 28, on enlève les gazes profondes ; on renouvelle le pansement tous les jours, tant il s'écoule de bile. La malade est toujours apyrétique.

Le 5 février, les fils sont enlevés ; les points de suture ont bien tenu.

L'écoulement du pus diminue, l'état général se relève.

Dans les derniers jours de février, le pus a une odeur fétide. Le 1er mars, on recueille quelques hydatides ; on lave à l'eau oxygénée ; la poche se comble ; l'état général s'améliore toujours ; l'appétit est bon.

Le 11 mars, la malade accuse des démangeaisons très vives sur tout le corps.

Le 16 avril, la plaie suppure toujours.

Le 17 mai, la plaie est presque fermée ; la malade va aussi bien que possible et peut être considérée comme guérie.

OBSERVATIONS DE SUTURE SANS DRAINAGE

Observation première

Due à l'obligeance du docteur Bartoli, chef de clinique chirurgicale à l'Hôtel-Dieu de Marseille.

La malade Madeleine C..., d'origine corse, ménagère, 42 ans, entre, le 24 janvier 1901, dans le service de M. le professeur Villeneuve (salle Sainte-Catherine, n° 28, Hôtel-Dieu) pour un kyste hydatique de la rate.

La malade nous raconte, qu'il y a trois ans, elle constata dans l'hypocondre gauche une tumeur indolore partant de la région splénique et progressant à la fois vers la fosse iliaque correspondante et vers la ligne médiane. Elle n'accuse aucune modification dans l'état général ; actuellement la malade, qui est très maigre, nous présente à l'inspection le côté gauche de l'abdomen tendu par deux bosselures inégales, séparées par un intervalle dépressible ; la bosselure supérieure est immédiatement au-dessous des fausses côtes, l'autre, qui est au-dessous de l'ombilic, envahit la fosse iliaque et dépasse la ligne médiane. La tumeur est mate et nettement fluctuante ; la zône de matité s'étend de l'hypocondre gauche à la fosse iliaque jusque dans la cavité pelvienne, gagne l'ombilic et dépasse la ligne médiane ; on ne constate ni déplacement ni mobilisation de la tumeur ; les différents appareils fonctionnent normalement. La malade est apyrétique.

Le 28 janvier, par une incision sous-ombilicale de 8 centimètres, l'on arrive sur la poche kystique, qui avait contracté des adhérences nombreuses et solides avec l'intestin. La ponction donne un liquide clair, cristal de roche. On ouvre la poche et on enlève une grosse et unique vésicule. La poche nettoyée est fermée au catgut. L'opération fut suivie le lendemain d'une ascension du thermomètre à 39° ; les jours suivants, la température atteint 38° pour tomber à la normale le quinzième jour. La suture par première intention est obtenue le dixième jour ; le 27 février, le thermomètre remonte à 38°, la malade se plaint de nouveau de l'hypocondre gauche : à ce niveau on sent une certaine résistance. Le 5 mars, au niveau de la cicatrice, un peu en dehors et à gauche, nous constatons une tumeur occupant le siège primitif ; le 9, elle est nettement fluctuante ; le thermomètre arrive à 39°, la cicatrice est très amincie à la partie moyenne. Par une incision on donne issue à un abondant écoulement de pus jaunâtre et de quelques débris rappelant la membrane hydatique. La poche est drainée au caoutchouc et lavée ensuite à l'eau bouillie. La température descend définitivement à la normale.

Actuellement la malade, qu'on panse tous les jours, présente une cavité donnant à peine une demi-cuillerée de liquide par 24 heures.

Observation II

(Inédite)

Due à l'obligeance du Dr Acquaviva, chirurgien des hôpitaux de Marseille

La nommée Maffet Désirée, âgée de 30 ans, ménagère, habitant Pertuis, entre dans le service du Dr Vidal, salle Sainte-Catherine, n° 19.

Interrogée sur le début de sa maladie, elle raconte que depuis un an environ elle éprouve de la gêne du côté droit de la région thoraco-abdominale ; elle a une pesanteur sur l'estomac qui la contrarie beaucoup, principalement au moment de la digestion, laquelle se trouve troublée depuis 8 à 10 mois environ.

En l'examinant, nos regards se portent du côté de la région incriminée et nous constatons qu'elle est plus développée que l'homonyme du côté opposé. Il existe une légère voussure au niveau de la prolongation de la ligne mammaire. La palpation y décèle un point rénitent, mais pas de frémissement. Le foie est hypertrophié, le lobe droit surtout. Il déborde de quatre travers de doigt les fausses côtes. En dehors de ces troubles digestifs, la malade n'accuse rien de particulier pour les autres organes, dont le fonctionnement est parfait ; son état général est bon et dans ses antécédents héréditaires ni personnels, à part la variole à 10 ans, nous n'avons rien trouvé d'intéressant.

Le diagnostic de kyste hydatique du foie est posé par toutes les personnes qui sont appelées à l'examiner.

Le 5 avril, M. le Dr Vidal veut bien nous autoriser à intervenir sous sa direction. Par une incision partant du rebord costal, longeant le bord externe du grand droit sur une longueur de dix centimètres, nous arrivons sur la poche qui a contracté des adhérences à la partie inférieure, adhérences que nous respectons religieusement. La poche est incisée au bistouri sur une longueur de six centimètres et l'évacuation d'un liquide limpide et de la membrane germinative est faite en peu de temps. Pas de vésicules filles. La poche est énorme ; notre main n'en sonde pas la profondeur. A l'aide de compresses stérilisées en queue de cerf-volant et montées sur de grandes pinces, nous asséchons complètement la cavité kystique. Pas d'écoulement de bile. A l'aide d'un surjet de catgut nous fermons la cavité kystique à la Lambert ; un plan de suture au catgut reconstitue les muscles et la paroi est suturée avec les griffes de Miquel. La température, qui quatre jours avant l'opération, était montée à 38°4 se maintient au même niveau après l'intervention pour remonter le 8e jour à 39°8. Déjà nous avions compris que notre malade faisait du pus. Cependant la cicatrisation était presque faite, excepté à la partie inférieure, où siègeait une zone rouge et douloureuse à la pression.

Au 9e jour, la malade est prise de quinte de toux opiniâtre et au moment de la visite elle inonde son lit. On refait le pansement sans toucher à la suture. Le lendemain nous voyons le malade avec M. le Dr Vidal. Le pansement était de nouveau sali. Devant ces écoulements incessants nous nous décidons à inciser sur le trajet de la cicatrice.

La sonde cannelée est introduite dans une fistule ; elle s'engage profondément et l'on voit bientôt du pus jaunâtre venir à la surface. L'introduction d'une pince hémostatique fermée qu'on ouvre dans la plaie donne issue à un flot de pus, environ un litre.

A partir de ce jour, on introduit un drain et l'écoulement continue. La température tombe brusquement à 37°4 pour remonter par petites oscillations jusqu'à 38 les cinq ou six jours suivants ; mais à partir du 20 avril elle tombe à la normale.

L'état de la malade est excellent. La guérison est certaine, car la malade se lève et la suppuration est presque tarie : on ne fait plus son pansement que tous les 2 jours.

Nous considérions cette malade comme guérie lorsqu'un incident fâcheux est venu nous donner tort. A un moment donné on remplace le drain en caoutchouc par de la gaze iodoformée introduite à frottement dur. Un jour après le pansement, la femme est prise de vomissements, d'ascension thermique, de météorisme abdominal, symptômes de péritonite. Elle meurt en 4 heures.

A l'autopsie nous trouvons sa cavité très réduite avec une fissure à la partie inférieure, par laquelle le pus avait infecté la cavité péritonéale.

Observation III

Due à l'obligeance du docteur Acquaviva, chef de clinique chirurgicale à l'école de médecine de Marseille, chirurgien des hôpitaux.

La nommée X.., âgée de 24 ans, originaire de la Corse, entre dans le service du professeur Combalat, salle Sainte-Catherine, n° 5, Hôtel-Dieu, pour un kyste hydatique de la face inféro-antérieure du foie.

Historique. — La malade nous raconte que depuis un mois environ, elle a constaté le développement d'une grosseur à évolution lente, indolore, du côté droit, au niveau de la région hépatique. Les médecins qui la voient en dernier lieu lui conseillent d'aller à Marseille pour se faire opérer.

A son entrée dans le service, nous la trouvons avec un état général assez satisfaisant, et son interrogatoire ne laisse pas d'être assez intéressant. Il y a cinq ans, j'allais puiser de l'eau à la fontaine, lorsque tout à coup je ressentis quelque chose qui éclatait au niveau du côté droit de mon ventre. Je perdis connaissance, et des voisins me transportèrent à la maison, où je me mis à vomir de grandes quantités de liquide. Je ressentis de vives coliques,qui s'accompagnaient d'évacuations assez abondantes. Mon ventre se mit à grossir en même temps, et je fus obligée de garder le lit pendant deux mois. Au bout de ce temps, j'entrais en convalescence, et je n'avais plus rien ressenti jusqu'à il y a un an, où je vis apparaître la grosseur pour laquelle je suis entrée à l'hôpital.

Tous les signes cliniques moins le frémissement hydatique existant, nous permirent de poser le diagnostic de kyste hydatique, et l'intervention fut décidée.

Quelques jours après son entrée à l'hôpital, et sous la direction de notre maître, M. le professeur Combalat, par une incision de dix centimètres, parallèle au bord externe du grand droit, nous arrivons couche par couche sur la poche kystique qui avait contracté des adhérences à sa partie inférieure. Notre travail était facilité, et sans perdre de temps, nous incisons la poche, d'où s'échappe un liquide noir, avec une grande quantité de vésicules filles. La membrane germinative est extirpée en son entier, la poche est asséchée par des gazes stérilisées. Nous sommes obligés de nous servir d'une curette mousse pour racler la membrane du kyste, car elle est recouverte d'un enduit caséeux de couleur grisâtre. Après cette toilette minutieuse, nous fermons la poche avec un surjet de catgut passé à la Lambert, et nous terminons par un plan de sutures au crin de Florence qui comprend les muscles et la peau.

Les suites opératoires sont normales jusqu'au huitième jour. A cette date, la température, qui n'avait pas dépassé 37°5, monte à 38°, puis à 39° le lendemain, pour accomplir à partir de ce jour des oscillations d'un degré et plus. Nous pensons qu'une collection purulente s'est formée dans la poche, et au bout du dixième jour, où la température était montée à 39°, nous pratiquons à la partie inférieure de la plaie qui était rouge sur tout son trajet, mais en bonne voie de cicatrisation, une incision qui nous conduit sur des tissus grisâtres sphacélés.

A l'aide de la sonde cannelée, et bientôt avec le doigt, nous donnons issue à une grande quantité de pus jaune, de pus louable. Le drainage est pratiqué à l'aide de drains en caoutchouc. La température tombe peu à peu, quelques fils de la paroi sont éliminés. La convalescence est assez longue, quatre mois environ. Finalement, la malade quitte le service avec sa plaie parfaitement cicatrisée, sans éventration et avec un état général bon. Nous avons eu de ses nouvelles six mois après sa sortie de l'hôpital ; elle continue à bien aller.

CONCLUSIONS

A. Le traitement des kystes hydatiques de l'abdomen doit être exclusivement chirurgical.

B. Les deux méthodes vraiment chirurgicales sont :
1° La marsupialisation ;
2° La suture sans drainage de la poche et de la paroi.

C. La marsupialisation est une méthode générale, puisqu'elle s'applique à tous les cas. Cependant, elle a contre elle les fistules intarissables et les éventrations.

D. La suture sans drainage ne peut être employée dans les kystes suppurés et à parois calcifiées.

E. Dans tous les autres cas, on devra la tenter, tout en assurant l'évacuation d'un épanchement possible à l'aide d'un tout petit drain qu'on laissera 8 à 10 jours sous un pansement aseptique, et qu'on fermera d'un point de suture si la cavité est étanche.

INDEX BIBLIOGRAPHIQUE

Achard. — Archives générales de médecine, oct. et nov. 1888.

Bacelli. — *Reforma medica*, juin 1887.

Baraduc. — Thèse doct., Paris, 1897-1898.

Billroth. — Société impériale et royale de Vienne, mai 1892.

Begin. — *Journal hebdomadaire*, t. I.

Bond. — *Brit. med. journ.*, avril 1891.

Bouilly. — Congrès français de chirurgie, 1892.

Braine. — Thèse doct., Paris, 1886-1887.

Champenois. — Thèse doct., Paris, 1895-1896.

Chauffard. — Traité de méd. Charcot-Bouchard, t. III. *Semaine médicale*, 1896.

Cranwel et Vegas. — *Revue de chirurgie*, 1901.

Chauffard et Vidal. — Société médicale des hôpitaux, avril 1896.

Delbet (Pierre). — *Bulletin de l'Académie de médecine* (18 février et 26 mai 1896). Société de chirurgie, 1899 et 1900.

Dieulafoy. — *Gaz. des hôpitaux*, 1872.

Hanot. — Société médicale des hôpitaux, 1896.

Hartman. — Société de chirurgie, 1900.

Kirmisson. — Société de chirurgie, 1900.

Landau. — *Berlin. klin. Wochenschr.*, 1880.

Lawson-Tait. — *The Lancet*, 1880.

Morin. — Thèse doct., Paris, 1890-1891.

Monod. — Société de chirurgie, 1900.

Murchison. — Maladies du foie, 1878.

O'Connor. — *Glasgow med. journ*, 1897, p. 345.

Péan. — *Journal de méd. de Paris*, 1897, p. 568.

Posadas (A.). — Anales del circulo medico argentino, 31 déc. 1895, *Revue de chirurgie*, 1899.

PEYROT. — Société de chirurgie, 1900.
POIRIER. — Société de chirurgie, 1900.
POTHERAT. — Thèse doct., Paris, 1888-1889.
POULET. — *Revue de chirurgie*, 1886.
POULTON. — *The australasian med. Gaz. Sidney*, 1896, p. 318.
QUENU. — Société de chirurgie, 1900.
RÉCAMIER. — *Revue médicale française et étrangère*, 1825.
RECLUS. — *Gazette hebdomadaire*, 1886.
RENDU. — *Dictionnaire* Dechambre. Art. *Foie*.
SEGOND. — Traité de chirurgie, t. VII.
SENNET. — *The Lancet*, juin 1887.
THORNTON. — *Medical Times and Gaz.*, 1883.
TILLAUX. — Traité de chirurgie clinique, t. II.
VERNEUIL. — Société de chirurgie, 1893.
VIGNERON. — Thèse doct., Paris, 1895.
VIRON. — Arch. de méd. expérim., janvier 1892.
VINAS. — *Revue de chirurgie*, 1901.

www.ingramcontent.com/pod-product-compliance
Ingram Content Group UK Ltd.
Pitfield, Milton Keynes, MK11 3LW, UK
UKHW012246240726
13966UKWH00004B/1322